AF201023

Sibylle und Andreas Graf

...

Von der Hausgeburt bis zum Homeschooling

...

Praktische Rat- und Rundschläge für die
artgerechte Erziehung menschlicher Kinder

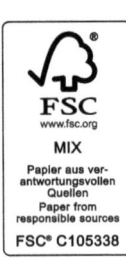

Copyright Text © Sibylle und Andreas Graf 2017
Alle Rechte vorbehalten.
Coverbild: The New Book, Jessie Willcox Smith, 1915
(Public Domain)
ISBN 9783746016351
Herstellung und Verlag:
BoD - Books on Demand, Norderstedt

INHALT

Charakterbildung und Disziplin

Seelenhygiene

Ernährung

Zum Heulen: Kinder- und Mütterkrankheiten und Schreien

Homeschooling

Grundlagen des praktischen Lernens: Produzieren statt Reproduzieren

Vom Machen und Werden des Menschen

Es gibt einen Unterschied zwischen „machen" und „werden." Dieser Bedeutungsgraben zieht sich durch unsere Gesellschaft und unser Denken und ja, er prägt auch die Weise, wie wir mit unseren Kinder umgehen, wie wir sie sehen und was wir für ihr Gedeihen als förderlich betrachten. Er ist auf ein simples Paradigma herunterzubrechen: Technos (Gestalten) versus Poiesis (Schaffen oder, freier übersetzt: Werden-lassen).

Technos bezeichnet eine szientistisch-pragmatische Weltanschauung. Alles ist erforschbar, machbar, konstruierbar. Der Mensch erscheint in dieser Gedankenwelt einerseits als Architekt dieser Welt, der danach strebt die natürlichen Umweltbedingungen mit artifiziellen, seinen Bedürfnissen angemesseneren Surrogaten zu ersetzen. Andererseits wird er als problematisches Mangelwesen betrachtet, das Trieben und Instinkten unterworfen ist, die zu kontrollieren, zu unterdrücken oder unschädlich zu machen, notwendig ist, um das filigrane Gefüge der Zivilisation aufrechtzuerhalten. Denn wo kämen wir denn hin, wenn wir uns nicht zusammenreißen würden? Wo kämen wir hin, wenn jeder nur machen würde, was ihm gerade passt, ohne auf das höhere Gut zu achten. Technos will passende Menschen machen oder Menschen passend machen. Er muss sie erziehen und bilden, d.h. nach seinen Vorstellungen formen, damit sie seinen Anforderungen entsprechen. Die meisten Schulverfassungen formulieren sinngemäß, dass die Bildung von verfassungstreuen Bürgern mitunter ihre primäre Aufgabe ist. Es geht also nicht um Menschen, sondern darum, aus Menschen Bürger zu formen – dies freilich in einer menschlichen Weise. Die natürlichen Widerstände, auf die er notwendig stößt, versucht er, mittels Strafe und Lohn auszuhebeln. Erziehung ist aktives und planvolles Eingreifen in den Werdensprozess mit dem Ziel, einen Bürger, einen Genossen, einen Mitarbeiter usf. zu machen.

Poiesis dagegen hat den Menschen als Naturwesen im Blick, der ungeachtet aller äußerer Umstände das zu werden versucht, was in ihm angelegt ist, so wie ein Keim die entsprechende Pflanze hervorbringt und nicht etwas anderes wird und werden kann. Die poetische Grundhaltung in der Erziehung geht davon aus, dass die Kräfte der Natur in einem Individuum immer ihrer bestmöglichen Entfaltung, ihrem, wenn man so will, Optimum zustreben. Wenn die äußeren Bedingungen perfekt sind, wird sich der Charakter eines Menschen seinen Anlagen entsprechend bestmöglich entwickeln. Sie sind Umweltbedingungen schlecht oder wird willkürlich in den Wachstumsprozess eingegriffen, ergeben sich Deformationen. Eine *poetische* Erziehung setzt bei der Herstellung idealer Wachstumsbedingungen bei gleichzeitiger Ausschaltung aller unnötigen Eingriffe ein. Sie schafft einen Raum, in welchem der Mensch werden kann.

Technos und Poiesis stellen Extreme dar, die so in unserer Welt kaum in Reinform auftreten. Trotzdem zeigen sie grundsätzliche Richtlinien, Möglichkeiten, Optionen und Horizonte auf, die wir bei der Erziehung unserer eigenen Kinder berücksichtigen sollten. Demnach steht am Anfang aller Bildung folgende Frage: Wollen wir aus unseren Kindern etwas *machen* oder soll aus ihnen etwas...*werden*? Wollen wir sie auf ein Leben in der Gesellschaft oder auf das Leben an sich vorbereiten? Wollen wir ihnen helfen, zu werden, was sie im Grunde im schon sind, oder wollen wir sie zu Abbildern eigener oder fremder Wünsche und Vorstellungen machen?

Als wir unser erstes Kind erwarteten, haben wir uns diese recht philosophischen Fragen nicht gestellt, ja, wir haben nicht einmal daran gedacht. Zu aufregend, zu spannend war die Schwangerschaft und zu sehr haben uns die Vorbereitungen für die Ankunft des neuen Familienmitglieds beschäftigt. Wir sind erst viel später auf diese vermeintlichen Probleme gestoßen, genauer: gestoßen worden. Im Supermarkt ereignete sich folgende Konversation, die uns völlig unvorbereitet traf und uns die Augen öffnete.

„Geht der Kleine schon in die Kita?" wurde gefragt.

„Aber er ist doch noch ein Säugling"

„Ach? Sie stillen. Na, das gibt es heute ja kaum noch. Also meine Tochter hat Ihr Kind schon mit drei Monaten in die Grippe gegeben."

„Mit drei Monaten?"

„Ja, Sie arbeitet wieder. Sie ist..."

Danach beschäftigen wir uns mit dem Thema Kita und Kindergarten. Wir besuchten Infoabende des katholischen Kindergartens in unserem Dorf, sowie die Montessori- und Waldorf-Äquivalente. Recht bald wussten wir, dass das nichts für uns war. Es passte einfach nicht. Wir waren ratlos. Man muss doch sein Kind in den Kindergarten und in die Schule schicken. Dass machen doch alle. Oder nicht? Gibt es Alternativen? Nun, die gibt es.

Wir sind zugegebenermaßen ein wenig kritisch, was das allgemeine Tun und Treiben der Menschen anbelangt. Wir sind sanft aus einer Gesellschaft ausgestiegen, in der permanenter Geld- und Zeitdruck, Zukunftsangst und Stress, stupide Annehmlichkeiten und sinnloser Luxus, den Blick auf das Wesentliche, das Leben selbst, verstellen. Was alle anderen machen, ist für uns kein bindender Maßstab, sondern ein Gegenstand, der auf seinen Wert und Nutzen für *unser* Dasein hin genau geprüft werden muss. Alle Welt hat einen Fernseher – wir fanden, dass es sich besser ohne lebt. Alle Welt fährt Auto, wir fanden, dass ein Auto ein großartiges Fortbewegungsmittel ist und besitzen ebenfalls eines. Alle Welt hat Kredite und Schulden – wir leben bescheiden, dafür frei von Angst vor Bank und Vollstreckung.

Was unsere Kinder angeht, haben wir uns für die Hausgeburt und später für ein Homeschooling zumindest für die ersten Jahre entschieden. Dieses Buch soll einerseits die Gründe für unser „abweichendes Verhalten" aufzeigen, anderseits eine reichhaltige Quelle für Ratschläge und Tipps die alltägliche Praxis betreffend sein. Unser Stil mit unserem Nachwuchs umzugehen, ist eher auf der Seite der Poiesis, wobei durchaus auch der Technos sehr praktisch und pragmatisch zum Tragen kommt. Wir behaupten keineswegs, die besten Eltern und Lehrer zu sein. Unsere Methoden habe sich aus *unserer* Praxis herausgebildet, aus Fehlern und Erfolgen, Enttäuschungen und Glücksfällen. Daher soll dieses Buch eher als Inspiration und wohlmeinender Ratgeber verstanden werden, nicht als dogmatische Schrift. Wir wissen es nicht besser, aber gewisse Dinge haben sich bei uns als besser bewährt.

Wir wünschen dem Leser viel Vergnügen – nicht nur bei der Lektüre dieses Büchleins, sondern vor allem bei der „artgerechten Erziehung" seiner Kinder. Denn das ist am Ende das Wichtigste: Dass man seine Kinder liebt und sich an ihrer Liebe erfreut.

Schwangerschaft und Hausgeburt

Schwangerschaft ist keine Krankheit

Die Erziehung Ihres Kindes beginnt mit dem Moment der Empfängnis. Das werdende Leben ist mit Ihrem direkt verbunden. Alles, was Sie leiden, leidet das Kind, alles was Ihnen an Schönem widerfährt, widerfährt auch dem Menschen, der unter Ihrem Herzen heranreift.

Trotzdem ist die Beziehung zwischen dem Körper der Mutter und dem des Kindes keineswegs so analog, wie das auf den ersten Blick scheinen mag. Ich kenne Frauen, die während der Schwangerschaft stundenlang klassische Musik hörten, um damit die Intelligenz des Babys positiv zu beeinflussen. Andere haben bestimmte Speisen gegessen, Nahrungsergänzungsmittel genommen, Dufttherapien gemacht usf. Ich glaube nicht, dass es so einfach geht. Unser Körper ist keine simple Maschine, in die man etwas hineingibt, um ein absehbares Ergebnis zu erhalten. Tatsächlich ist diese Vorstellung geradezu absurd. Stellen Sie sich vor, Sie hören während Ihrer Schwangerschaft Mozart und Ihr Kind wird mit Gewissheit ein Rechenass, Beethoven und Ihr Kleines lernt spielend acht Sprachen, Bach produziert Musiker, Chopin Maler, Mahler Weber, Weber Fischer usf.

Sicherlich beeinflusst das Wohlbefinden der Mutter das Kind, aber eben nicht in einer vorhersehbaren Weise. Versuchen Sie nicht, ein Superkind zu „machen." Diese hochbegabten Hochbegabten, die man mit aller Gewalt fördert, enden fast immer als traurige, unzufriedene und manchmal auch regelrecht gescheiterte Personen. Ich stelle mir vor, dass die Eltern selbst unzufrieden mit sich sind und ihre Unzufriedenheit dann über die Erfolge des Nachwuchses auszugleichen suchen. Das Kind muss im Leben „etwas" werden. Ja was denn eigentlich? Es ist schon etwas. Es ist ein Mensch. Und wenn dieser Mensch eine glückliche Kindheit hat, dann wird er mit hoher Wahrscheinlichkeit auch ein glückliches Leben führen, selbst eine Familie gründen und das Geschenk des Lebens weitergeben. Ob er Hirnchirurg oder

Schrotthändler wird – wen interessiert das denn, solange er zufrieden mit sich ist und seinen Lebensunterhalt bestreiten kann? Eine glückliche Kindheit ist das größte Geschenk, das Eltern ihren Kinder machen können. Konzentrieren wir uns also auf das Machbare.

Ich glaube, dass dies die einzig wirkliche Aufgabe ist, die wir auf dieser Welt haben. Und dass genau dies zu tun, nämlich Kinder glücklich zu machen, uns selbst glücklich und zufrieden macht. Was kann es für ein größeres und innigeres Glück geben als die Gewissheit, dass es den eigenen Kindern gut geht?

Wenn Sie Ihre Kinder nur lieben, mit ganzem Herzen und aufrichtig, ist alles in Ordnung. Liebe, das ist, wenn man will, dass es dem Anderen gut geht, dass er gedeiht und aus sich heraus glücklich zu werden vermag. Liebe bedeutet nicht (nur) umsorgen, sondern auch und vor allem, das Kind lehren, sich um sich selbst sorgen zu können. Wer liebt, will, dass der Andere unabhängig, frei und selbstständig ist. Liebe befreit und macht nicht abhängig. Liebe schafft Raum und schließt nicht ein. Liebe ist wahrhaftig, sie hasst die Lüge, auch wenn die Wahrheit manchmal unangenehm ist. Wenn Sie ein Kind zur Welt gebracht haben, wissen Sie, was ich meine, und was ich vielleicht ein wenig unbeholfen in Worte zu gießen versucht habe.

Aber zurück zur Schwangerschaft. Die goldene Regel lautet: Alles, was für die Mutter gut ist, ist auch für das Kind gut. Was für die Mutter gut ist, bestimmt der Körper. Er weiß, was er braucht und verlangt gerade während der Schwangerschaft auf unüberhörbare und penetrante Weise danach. Wieder kann und sollte man sich auf sein Bauchgefühl verlassen. Wenn Sie müde sind, legen Sie sich ins Bett. Wenn Sie weinen wollen, weinen Sie. Wenn Sie lachen wollen, lachen Sie. Wenn Ihnen nach singen zumute ist, singen Sie. Wenn Sie saure Gurken brauchen, zögern Sie nicht Ihren Partner loszuschicken, auch Sonntags, auch in der Nacht – er wird es Ihnen nachsehen.

Wenn Sie berufstätig sind und sich gut und wohl fühlen, machen Sie Ihren Job gerne weiter, solange es geht und es Ihnen Spaß macht. Ein wenig positiver

Stress, wenn er gut vertragen wird, stellt kein Problem dar. Viele Frauen fühlen sich indes äußerst unwohl – vor allem im ersten Trimester der Schwangerschaft: Übelkeit, Trägheit, Müdigkeit, ein Gefühl permanenter Erschöpfung... In diesem Fall sollten Sie sich nicht zwingen weiterzumachen. Mutter- und Kindeswohl stehen weit über und kommen lange vor Karriere und Beruf. Ihr Frauenarzt wird Sie sofort von der Arbeit befreien, wenn Sie Ihr/ihm Ihren Zustand erklären.

Einige Verhaltensweisen sind bei jeder Schwangerschaft zu empfehlen, sie sind selbsterklärend, darum liste ich sie hier einfach auf:

1. **Vermeiden Sie Stress**. Jede Art von negativem Stress. Dazu gehört nicht nur jener Alltagsstress, den man auf der Arbeit empfinden mag oder wenn man zu spät zu einem Termin kommt. Wichtiger als die Vermeidung dieser punktuellen Stressereignisse ist die Reduktion jenes *Hintergrundstresses*, der uns allgegenwärtig umgibt und von dem wir oft gar kein Bewusstsein mehr haben. Unser Sensorium nimmt ununterbrochen alles wahr. Diese Wahrnehmungen werden gefiltert. Nur, was unser „Vorbewusstsein", jener Filter der Wichtiges von Unwichtigem scheidet, für bedeutsam erachtet, gelangt ins Bewusstsein. Alles andere bleibt unbeachtet, ist aber trotzdem wirksam. Stellen Sie sich das wie einen Mückenstich in der Nacht vor: Sie merken zwar nicht, wie sie gestochen werden, doch ihr Körper reagiert automatisch mit Juckreiz und einer Schwellung. So ist das auch mit Sinneseindrücken. Sie hören vielleicht den Zug nicht mehr bewusst, der alle Stunde an Ihrem Haus vorbei fährt, doch ihr Körper reagiert <u>immer</u> mit einem defensiven Reflex, mag dieser auch über die Jahre durch Gewöhnung bis zur Unkenntlichkeit an Intensität verloren haben.

Quellen für Hintergrundstress sind etwa unnatürliche Lärmquellen, wie Straßenlärm, Geräusche aus der Nachbarwohnung, die Toilettenspülung, der Fernseher usf. Unnatürliche visuelle Eindrücke wie grelle Farben, verwirrende Musterungen (wie die 60er Jahre Tapete in Neongelb mit Kreisen und Streifen) vor allem aber die schnellen und grellen Bildwechsel auf Bildschirmen. Subtile Stressarten sind ebenso zu vermeiden, wo es möglich ist, ansonsten versuchen sie das Stresslevel zu senken: Tee trinken, Nickerchen, klassische Musik usf. usf. Vielen Schwangeren fällt es schwer, ihre Gefühle zu verbergen – verbergen Sie Ihre Gefühle nicht, sondern meiden Sie Situationen, in denen Sie infolge einer jähen und vielleicht auch unerwarteten Gefühlseruption Schaden nehmen oder anrichten können. Mir selber sind einige Menschen in meinem weiteren sozialen Umfeld, mit denen ich sonst ganz normalem Umgang pflege, während der Schwangerschaft höchst unangenehm geworden. Anstatt mich dem Stress und der Anstrengung (ganz zu Schweigen von der Unaufrichtigkeit) auszusetzen, mich zu verstellen, habe ich mich einfach, wo es ging, nicht in deren Gesellschaft begeben – nicht, weil mit jenen etwas nicht in Ordnung war, sondern weil meine Wahrnehmung sich temporär verändert hatte.

Sie können natürlich nicht alle Stressquellen ausschalten. Sie sollten auch nicht spontan aufs Land umziehen oder die Wohnung in Pastelltönen streichen. Versuchen Sie einfach, es so ruhig und entspannt wie irgend möglich angehen zu lassen.

2. **Tun Sie Dinge, die gut für Sie sind**. Hiermit meine ich nicht (nur), sich etwas Schönes zu kaufen oder ein bestimmtes Gericht zu essen, wobei Letzteres durchaus in Ordnung geht. Etwas, das gut für Sie ist, bedeutet während der Schwangerschaft etwas, was gut für Ihr Kind und Sie ist. Eine Massage, ein nicht zu heißes Bad, ein Nickerchen, eine Tasse Tee, ein Spaziergang, ein gutes Buch, ein Nachmittag in der Hängematte – gestalten Sie Ihre Schwangerschaft wie einen richtig faulen, entspannten Urlaub.

Ich lag vor allem im Bett und habe gelesen. Lesen macht mich glücklich. Ich kann an dieser Stelle nur meine eigene – sehr individuelle – Erfahrung weitergeben. Andere Frauen bevorzugen andere Beschäftigungen.

Für mich waren diese Stunden sehr innige Stunden,

die ich in Ruhe an einem schönen Ort verbringen konnte. Mein Körper war in höchstem Maße entspannt, mein Geist auch. Und ich bin sicher, dass es meinem Baby in dieser Zeit ebenfalls sehr gut ging. Denn wenn Ihr Körper entspannt ist, wenn es Ihnen gut geht, merkt das auch Ihr Kind und nimmt dieses Gefühl auf. Dann weiß es, es ist alles in Ordnung.

3. **Achten Sie auf gute Ernährung.** Abgesehen von Gelüsten und Heißhungerattacken, mit denen Ihr Körper Sie nicht ärgern, sondern Sie auf einen bestimmten Nährstoffmangel hinweisen will, sollten Sie sich möglichst ausgewogen ernähren. Was auch außerhalb der Schwangerschaft uneingeschränkt empfehlenswert ist, ist während der Schwangerschaft geradezu ein Muss. Frisches Obst und Gemüse in Mengen, gute Öle, Nüsse und Samen, gutes Fleisch, dunkles Brot, Haferflocken usf. Machen Sie nicht den Fehler, während der Schwangerschaft Ihre Figur mit irgendwelchen Mangeldiäten retten zu wollen. Die gute Ernährung setzen Sie fort, bis sie abgestillt haben – über die Muttermilch nimmt Ihr Kind alles zu sich, was Sie zu sich nehmen. Als wir noch in Deutschland weilten, wohnte in unserem Dorf eine junge Frau, die während der Schwangerschaft das Rauchen aufhörte und sich ganz hervorragend ernährte. Nach der Geburt gab es dann aber wieder Fast-Food und Zigaretten. Das ist selbstredend ein No-No. Der Körper einer Frau ist ihr Haus, der Körper einer Schwangeren und Stillenden ist ein Heiligtum.

Meiden Sie jede Art extremer Nahrung oder extrem zubereiteter Nahrung. Vor allem Gewürze sind bedenklich. Essen Sie weder zu scharf, noch zu süß, noch zu salzig. Achten Sie unbedingt auf Frische: während der Schwangerschaft kann eine sonst harmlose Nahrungsmittelvergiftung fatale Folge für das Kind haben.

4. **Kommunizieren Sie mit Ihrem Baby** – auch wenn Sie manch einer für verrückt halten wird... Ihr Kind ist mehr als ein beliebiger Zellhaufen, der sich in

Ihnen formiert (ich kenne jemanden, der es genau so ausgedrückt hat... Ein Zellhaufen...). Es lebt, es nimmt wahr, es fühlt, leidet und genießt, wenn auch auf eine Weise, die uns nicht leicht verständlich ist. Sobald Sie von Ihrer Schwangerschaft wissen, sollten Sie anfangen, sich um Ihr Kind zu kümmern. Am Anfang besteht diese Pflege in der Hauptsache im Herstellen und Erhalten des eigenen Wohlbefindens. Aber auch schon hier, können Sie Gutes für Ihr Kind tun. Lesen Sie ihm vor, singen Sie: Die Worte versteht es zwar nicht, wohl aber spürt es die Vibrationen. Viele Kinder tanzen richtiggehend im Bauch herum, wenn Mama singt. Andere werden plötzlich ganz still, so als hörten Sie zu. Auf jeden Fall reagieren sie. Erzählen Sie Ihrem Baby wie Sie sich fühlen, was Sie sehen und was immer Ihnen sonst in den Sinn kommt oder durch den Kopf geht. Ein erfreulicher Nebeneffekt ist, dass Sie sich so auch schon auf die postnatale Kommunikation vorbereiten, die essentiell für das Gedeihen des Kindes ist.

Sie geben Ihrem Kind hierdurch schon im Mutterleib ein Gefühl der Sicherheit. Es braucht keine Angst vor dem „Draußen" zu haben, denn dort redet jemand mit ihm, dort singt jemand.

Ich habe in jeder Schwangerschaft Gedichte auswendig gelernt und laut aufgesagt. Das mag stupide klingen, war es für mich aber nicht. Ganz im Gegenteil. Je länger ich mich mit einem Gedicht beschäftigt habe, desto näher kam ich ihm. Und immer habe ich zwischendurch mit meinem Kind kommuniziert: „Wie war das noch? Ach ja, genau, so heißt es. Das ist wirklich ein schönes Gedicht, findest du nicht auch?" Erstaunlich zu beobachten ist, dass nach einiger Zeit das Kind zu „antworten" scheint. Immer, wenn ich meinen Bauch gestreichelt und mich mit meinem Baby direkt unterhalten habe, kamen Bewegungen zurück. Habe ich aufgehört zu sprechen, hörten auch die Bewegungen auf.

Ich bin mir ziemlich sicher, dass die Metrik von „echten" Gedichten sich unbewusst positiv auf die geistige Entwicklung des Kindes auswirkt. Zwar kann ich keine Studie dazu vorlegen, aber ich möchte folgende Erfahrung weitergeben: Bei meinen

Schwangerschaften habe ich, wie bereits erwähnt, sehr viel gesungen, alte Volkslieder, auch traurige Balladen, und Gedichte gelernt. Als die Kinder auf der Welt waren, konnte ich sie auswendig, so dass ich sie meinen Kindern jeden Abend als Einschlafritual vorsingen oder vorsagen konnte. Und zwar vom ersten Lebenstag an. Jeden Abend. Unser Ältester konnte schon mit drei Jahren Goethes Zauberlehrling und den Erlkönig sowie Mörikes Mummelsee und Fontanes Ribbeck aufsagen. Ohne freilich den Sinn dieser Gedichte „richtig" zu erfassen, hatte er doch einen Sinn für die *Rhythmik* entwickelt. Er hatte richtig Freude daran, die Texte immer wieder aufzusagen, bzw. zu skandieren. Er lachte oft dabei. Der Reimklang der Sprache war für ihn etwas Angenehmes.

Bei unserem Zweiten war es ähnlich. Er begann mit der Zeit, Gedichtzeilen von dem einen mit Zeilen von einem anderen Gedicht zu vermischen. Alles in Reimform. Ich bin bis heute erstaunt darüber, wie leicht beide Kinder mit Versen und Reimen umgehen können. Sie reimen sehr viel selber – Nonsens meist, worüber sie sich köstlich amüsieren. Mal sehen, was unser neues Baby so mit den Gedichten und Liedern anfangen wird…

Ein netter Nebeneffekt des Auswendiglernens von Gedichten in der Zeit der Schwangerschaft ist für uns Mütter, dass unser Gedächtnis gefördert wird. Soweit meine Erfahrungen dazu.

5. **Andere mit einbeziehen**. Schwangersein ist anstrengend und großartig zugleich, ein Ausnahmezustand, der zwischen Neujahrsfeuerwerk und Bombardement hin und her springt. Es gibt Phasen unglaublich intensiver Hochs und Phasen, die hart und zermürbend sind. Je weiter die Schwangerschaft voranschreitet, desto angenehmer oder zumindest erträglicher wird sie von den meisten empfunden. Es ist wichtig, Ihr Umfeld an den Freuden und Sorgen Ihres Zustands teilhaben zu lassen. Dass meint nicht – schließt aber auch nicht aus – dass Sie Ihrem Partner die Ohren mit Ihrer Morgenübelkeit, ihren Brust- und

Rückenschmerzen vollheulen. Es meint, dass Sie ihn an Ihren Gefühlen, Ihren Sorgen, Nöten und Hoffnungen teilnehmen lassen. Erklären Sie ihm, wie sich *das* anfühlt, was sie geträumt haben usf. Lassen Sie ihn Ihren Bauch streicheln, wenn das Baby sich bewegt. Manche Männer sind ein wenig scheu, was diese Dinge angeht. Vielleicht fühlen Sie sich auch wenig schuldig am Leiden ihrer Frau. Sie verstehen dann nicht, dass Übelkeit und Müdigkeit keine Krankheiten sind, für die sie verantwortlich wären, sondern ganz normale Begleiterscheinungen einer wundervollen Entwicklung, der Entwicklung eines neuen Lebens. Diese Scheu ist schnell überwunden, wenn Sie Ihren Partner „einweihen" und teilhaben lassen. Geben Sie ihm die Möglichkeit, Ihnen etwas Gutes zu tun. Viele Männer warten nur auf so eine Gelegenheit.

Gleiches gilt für die Geschwister des werdenden Menschen. Involvieren Sie sie in gleicher Weise. Reden und erklären Sie. Manche Kinder werden ein wenig ängstlich, wenn Sie sehen, wie sich ihre Mama verändert. Ein gutes Wort löst diese Ängste schnell auf. Auch Eifersucht ist normal. Sie beginnt bereits in der Schwangerschaft und explodiert potentiell nach der Geburt. Das neue Kind steht dann eine Weile im Mittelpunkt und das Geschwisterchen fühlt sich zurückgesetzt. Eine gute Möglichkeit, dieser Eifersucht zu begegnen, ist, das Geschwisterchen in die Pflege des Neugeborenen aktiv mit einzubeziehen. Halten, streicheln, anziehen, selbst Windelnwechseln ist möglich. Überfordern Sie Ihren Pflegeassistenten nur nicht, sondern räumen Sie ihm soviel Verantwortung ein, wie er zu tragen bereit und fähig ist. Sobald das Baby ihn dann mal kräftig angelacht hat, ist die Eifersucht meist überwunden und einer „normalen" Geschwisterliebe (mit dem dazugehörigen temporären Hass und Konkurrenzdenken) die Pforte geöffnet.

Hausgeburt

Vielleicht haben Sie sich schon mit diesem Thema auseinandergesetzt, vielleicht hören Sie es zum ersten Mal. Als ich mit unserem Ältesten schwanger war, wusste ich zwar, dass in jenen „dunklen Tagen" vergangener Zeiten Frauen ihre Kinder zuhause, alleine oder nur mit Hilfe einer Hebamme zur Welt brachten – meine Mutter, Tanten und Onkels wurden mit einer Ausnahme alle so geboren –, ich wusste aber nicht, was es mit einer Hausgeburt *wirklich* auf sich hatte. Nun, es interessierte mich ehrlich gesagt auch weiter nicht. Erst als ich einen Termin mit dem Krankenhaus hatte, wo ich gebären sollte, kam ich ins Nachdenken. Nicht, dass an dem Krankenhaus oder mit dem Personal etwas nicht in Ordnung gewesen wäre. Alle waren sehr nett und bis auf eine Ausnahme auch ziemlich professionell. Die Ausnahme hatte es freilich in sich: Es handelte sich um einen Medizinstudenten, der mein Kind mittels Ultraschall vermaß und die genommenen Maße dann mit den Standardmaßen in einem Buch abglich, wobei er sich mehrfach ordentlich vermaß: „Oh, also mit dem linken Arm stimmt etwas nicht, nein, 'tschuldigung, ich bin nur in der Zeile verrutscht..." Witzig, wenn man so im Nachhinein daran denkt, aber in dieser Situation fand ich das doch recht beunruhigend. Es war die ganze Atmosphäre des Krankenhauses, die zutiefst unangenehm, ja bedrückend auf mich wirkte. Es kam mir irgendwie falsch vor, mein Kind an einem Ort ins Leben zu senden, an dem Krankheit und Tod an der Tagesordnung sind. Es war vielleicht so, wie wenn man auf einem Friedhof Geburtstag feiern will – einfach unpassend, morbide. Ich war schwanger, nicht krank. Schwangerschaft und Geburt sind etwas Natürliches und stellen keinen medizinischen Notfall dar – außer freilich, etwas geht schief. Auch die sterile Umgebung, der Geruch, die Farben und das grelle Licht störten mich. Andreas und ich begannen also nach Alternativen zu suchen: Ein von Hebammen betriebenes Geburtshaus war recht nett. Es stellte eine gute Alternative dar, mit Bereitschaftsarzt und in direkter Nähe zum Krankenhaus für den Fall der Fälle. Wäre unser Erster nicht für den tiefsten Winter terminiert gewesen, hätte ich mich vielleicht für das Geburtshaus entschieden. Aber die 30 Minuten Autofahrt u.U. bei Schnee und Glätte schreckten mich ab. Ich entschied mich für eine Hausgeburt.

Wir telefonierten eine ganze Weile herum, bis wir eine Hebamme fanden, die noch Hausgeburten begleitete. Es ist eine aussterbende Kunst, die, wenn sie einmal verloren ist, sehr vermisst werden wird. Schade.

Die Hebamme besuchte uns dann einmal monatlich und in der letzten Phase der Geburt wöchentlich. Sie übernahm die Aufgaben der Frauenärztin. Auf die letzten paar Untersuchungen und Ultraschalls verzichteten wir – ich hatte ohnehin das dumpfe Gefühl, dass das Kind den Ultraschall überhaupt nicht mochte, es versuchte, so schien es mir zumindest, sich zu verstecken und schwamm wie verrückt in mir herum. Unsere Hebamme war großartig. So viel Erfahrung und Menschenverstand, so viel Mitgefühl und Professionalität. Ich habe mich stets zu 100% sicher und geborgen gefühlt.

Die Hausgeburt meiner Kinder war ein phantastisches und durchweg positives Erlebnis, das ich auf keinen Fall missen möchte. Ich hatte zu keinem Zeitpunkt Angst, dass etwas schiefgehen würde. Nun, während der Wehen macht man sich solche Gedanken gar nicht, man hat zu sehr mit sich selbst zu tun. Hausgeburten sind statistisch gesehen nicht gefährlicher als Klinikgeburten – das Gegenteil ist der Fall. In der Klinik werden viele Geburten eskaliert (Saugglocke, Kaiserschnitte usf.) und der Säugling befindet sich nach der Geburt in einer Atmosphäre voller Krankheitserreger – entsprechende Fälle von Infekten sind an der Tagesordnung. Zuhause hat man eindeutig mehr Kontrolle darüber. Ich möchte an dieser Stelle keine Frau kritisieren, die sich für eine Klinikgeburt entscheidet. Jede Schwangerschaft hat ihre Besonderheiten und für manche werdende Mama mag der Gang ins Krankenhaus unerlässlich sein. Für andere Frauen aber ist Hausgeburt eine valide Option, die auf jeden Fall in Erwägung gezogen werden sollte, sofern die Schwangerschaft komplikationslos verläuft. Wer einmal ein Kind zu hause zur Welt gebracht hat, wird sich immer wieder für diese Option entscheiden – und das mit gutem Grund.

Großartig war, dass bei beiden Geburten mein Mann anwesend war. Nicht nur im Raum anwesend, sondern ganz nahe, helfend, unterstützend. Er hat mich massiert, mir zugeredet. Ganz instinktiv wusste er immer, was ich gerade nötig hatte. Als das Kind dann abgenabelt war, konnte er es in Empfang nehmen, während die Hebamme mich versorgte. Unser Erster hat sich Zeit gelassen. Von der ersten Wehe bis zur Geburt vergingen 20 Stunden, an deren Ende ich vor allem körperlich erschöpft, aber auch unendlich glücklich war. Der Zweite kam so schnell und leicht, dass die Hebamme kaum Zeit hatte, ihre Jacke auszuziehen. Seine Geburt dauerte etwas eine Stunde.

Was die Schmerzen angeht – nun, von Schmerzen kann eigentlich nicht die Rede sein. Jedenfalls nicht, wenn man in aller Ruhe und ohne Stress sein Kind bekommen kann. Es ist mehr wie ein Ziehen, einem sehr starken Seitenstechen vergleichbar. Während einer Wehe verkrampft sich die Bauch- und Beckenmuskulatur – das macht den Schmerz aus. Es klingt vielleicht paradox, aber dieser Schmerz ist nicht unangenehm, wenn man ihn zulässt, wenn man sich ganz in ihn hinein senkt.

Es mag seltsam klingen, aber ich habe mich nie näher am Leben gefühlt als während der Geburt. Geradezu am Nabel der Welt. Ich möchte diese Erfahrungen niemals missen. Sie verändern einen, machen sensibler für das echte Leben, für das, worauf es wirklich ankommt.

Unsere Hebamme hat mich entsprechend vorbereitet, sodass ich eine grobe Vorstellung von dem hatte, was mich erwartet. Die richtige Atmung zur richtigen Zeit ist entscheidend. Man muss in den Krampf hinein atmen. Lässt die Wehe nach, verschwindet der Schmerz fast augenblicklich und man kann sich regenerieren. Im Notfall hat die Hebamme Schmerzmittel zur Hand, aber normalerweise kommt man gut ohne aus. Die Geburt ist etwas ganz Natürliches und jede halbwegs gesunde Frau ist körperlich und mental in der Lage viele Kinder zu gebären. Wären wir es nicht, wäre die Menschheit schon lang ausgestorben. Wir Frauen schaffen das!

Auch Geburtsvorbereitungskurse können hilfreich sein, wobei ich gestehen muss, dass ich niemals einen besucht habe. Entsprechende Informationen und Übungen habe ich von der Hebamme, aus Büchern und dem Internet.

Die erste Geburt dauert meist länger und ist anstrengender. Der Körper muss lernen. Aller Anfang ist schwer. Danach wird es leichter. Wenn Sie Ihre Kinder in kurzer Sukzession bekommen, wird es noch einfacher. Der Körper braucht zwischen eineinhalb und zwei Jahren, um die Veränderungen, die Schwangerschaft und Geburt bei ihm verursacht haben, einigermaßen zurückzubilden. Wenn Sie jeweils innerhalb dieses Zeitraums weitere Kinder bekommen, ist Ihr Körper gewissermaßen schon aufgewärmt und vorbereitet. Außerdem hat Ihr Erstling dann gleich einen Spielgefährten, was später unendliche Mühe erspart: Geschwister, die nahe aneinander geboren werden, können viel miteinander anfangen und sie erziehen sich, wie man im Volksmund so schön sagt, ein Stück weit gegenseitig.

Erstlingsausstattung

Kinder sind teuer, sagt der Volksmund. Und obwohl der Volksmund oft menschenverständig spricht und in Vielem sehr recht hat, scheint er mir in in dieser Sache zu irren. Kinder kosten etwas, das ist richtig. Aber teuer sind sie nicht, zumindest, wenn man sich an ein paar Grundregeln hält, wie etwa gebraucht zu kaufen., auf Qualität zu achten, jeweils eine Saison vorzukaufen (Winterstiefel sind im März-Mai sehr günstig), die Sachen eine Nummer zu groß anzuschaffen, wenn und wo möglich, damit das Kindlein ungestört hineinwachsen kann, Kleidung vom Älteren an den Jüngeren weitergeben usf. – alles Dinge, die unsere Eltern noch kannten und praktiziert haben, die aber in

Zeiten von KiK und H&M immer mehr in Vergessenheit geraten. Wie dem auch sei. Investieren müssen Sie bei Ihrem Erstling, sofern Sie nicht von Freunden und Verwandten reich beschenkt werden. Sollten Sie zu diesen Glücklichen gehören, informieren Sie die potentiellen Schenker genau darüber, was Sie brauchen oder ermuntern Sie Ihre Gönner dazu, auf Gutscheine oder Geldgeschenke auszuweichen.

Vieles, was man gemeinhin so zu brauchen glaubt, ist überflüssig und manches Überflüssige hat sich – zumindest in unserem Fall – als höchst nützlich herausgestellt. Die folgende Liste ist „unsere" persönliche und subjektive Liste. Wir haben Sie für das dritte Kind zusammengestellt und entsprechend unseren Erfahrungen angepasst:

- 3x Strumpfhosen (1-2 Nummern zu groß)
- 3x Hemdchen (1-2 Nummern zu groß)
- 2x Jäckchen (1 Nummer zu groß)
- 2x Wollsöckchen (1x passend, 1 x eine Nummer zu groß)
- 3-5 Bodys (1-2 Nummern zu groß)
- Mützchen
- Bekleidung für draußen der Jahreszeit entsprechend: Wichtig ist der Schutz vor Zugluft, Feuchtigkeit und Kälte.
- Windeln (2 Packungen für Neugeborene, 3 Packungen in der nächsten Größe, damit man während des Wochenbetts nicht um Windeln einkaufen gehen muss)
- Spucktücher (können auch weiche/ausgediente Handtücher sein)
- Still-B-Hs und Einlagen (viele Frauen – auch ich – finden diese Brusthalter sehr unangenehm. Sie können alternativ die Brust mit einer Stoffwindel umwickeln, die natürlich regelmäßig gewechselt werden muss)
- Waschwanne (ein Wäschebottich kostet nur einen Bruchteil einer Babybadewanne, ist aus dem selben Material und erfüllt den gleichen Zweck)

- Verschiedene Öle zum Massieren und Waschen.
- Ringelblumensalbe
- Zinksalbe gegen Wundheit
- Ein weiche Bürste
- Eine weiche Zahnbürste
- Wattestäbchen (Zum Reinigen der Nase und betupfen des wunden Nabelbereichs)
- Kinderwagen oder Tragesystem
- (Kinderwagenmatratze)
- Wickeltasche (haben wir nicht gebraucht, weil wir mit unserem Neugeborenen keine großen Touren unternommen haben)
- Babyschale fürs Auto (vermeiden Sie nach Möglichkeit Ihr Kind in der Schale herumzutragen, sondern nehmen Sie es heraus)
- Gitterbett mit Matratze und ausreichend Bettzeug zum Wechseln und verkleinern - 3 identische Garnituren sind ideal.
- Moltonunterlagen für Wickelkommode und Bett – viele!
- Ein Schaffell (für den Winter)
- Schlafsack bzw. Fußsack
- Beißring – kann auch später besorgt werden.
- Milchpumpe (habe ich nie gebraucht, füge Sie aber trotzdem bei)
- mind. 3 Fläschchen aus Glas (falls man die Milchpumpe benutzt oder das Kind anderweitig ernährt)
- mehrere Mundstücke für die Fläschchen
- Infrarotlampe für die Wickelkommode
- evtl. Nachtlicht (damit Sie, wenn Sie nach dem Kind sehen, nicht stolpern)
- Hygieneset (Schere, Klipper usf.)

Wickeln und Windeln

Über das Wickel muss man kaum etwas sagen: Zeit soll man sich lassen, warm soll es dabei sein, mit den Kind kommunizieren soll man, sanft sein, nicht an Puder und Wundsalbe sparen, und auf Überraschungen gefasst soll man sein. Mein Zweiter ließ gerne Wasser, wenn ich ihn wechselte, was dazu führte, dass ich mich danach auch „wechseln" musste.

Worüber es sich lohnt, ein Wort zu verlieren, ist die Wahl der Windel. Im Trend der Zeit liegt die Stoffwindel. Sie hat ein unglaubliches Revival erfahren, weil sie so natürlich und hausbacken ist. Und ja, auch mich hat das angesprochen. Also besorgten wir 30 Windeln, ein Windelhöschen und ein paar Rollen passendes, saugendes und anschmiegsames Papier. Nach zwei Wochen wussten wir, warum die Stoffwindel in der zivilisierten Welt nur noch selten Anwendung findet und warum unsere Eltern den Kopf schüttelten, als wir uns die Stoffdreiecke wünschten. „Wollt Ihr euch das wirklich antun?" „Warum nicht? Das ist doch alles ganz einfach! Und super natürlich." Jaja, denkste.

Ständige Kochwäsche, ständiges Danebengehen und Auslaufen, weil Tuch oder Windel verrutschten, aber das Schlimmste von allem: Ständiges Geschrei. Beim kleinsten Tröpfchen wird Unbehagen angemeldet, weil das saugende Tuch eben nur ein paar Tröpfchen aufsaugt und selbst davon unangenehm feucht wird. Gottseidank gibt es Pampers. Auslaufsicher, ziemlich hautfreundlich, günstig (wenn man diverse No-Names kauft, die übrigens alle eine sehr anständige Qualität haben), leicht zu entsorgen und saugstark. Wegwerfwindeln sind eine echte Erleichterung und ein wahrhafter Fortschritt und werden daher selbst von mir, einer Person, die einen Badeofen schätzt und ihr Brot selbst bäckst, wärmsten empfohlen.

Ein Tipp nur noch: Wechsel Sie nicht nur, wenn die Windel voll ist, sondern darüber hinaus nach festen Zeiten, z.B., alle drei, vier Stunden. Der Nachteil der Pampers ist, dass sie ein feucht-warmes Milieu schafft, das Wundsein und Infekten Vorschub leistet. Trocknen Sie das Popöchen stets gründlich ab, wenn Sie wechseln und lassen Sie Ihr Kind ruhig eine Weile ohne Windel, nachdem es sich gewisslich und reichlich auf beiderlei Weise erleichtert hat.

Kinderwagen, Buggy, Traglinge?

Man kann ein Vermögen für Kinderwägen ausgeben und viele Eltern machen gerade bei den ersten Kindern den Fehler, hier zu früh und zu viel zu investieren. Ein Kinderwagen für die ersten sechs Monate, fürs erste Jahr, für das Alter zwischen 1-2, ab 3, ein Buggy, geländegängig, umbaubar, faltbar, mit Sonnenschutz, Regenschutz, eingebautem Spielzeugen, tausenderlei Taschen und Fächern für Einkäufe, Fläschchen, Smartphone, luftgefedert, stylisch, sandfarben usf. Man ist schnell einige hundert (selbst wenn man gebraucht kauft) und leicht über 1000€ los und gehört dann, wenn es schlecht läuft, zu jenen glücklich-unglücklichen Eltern, deren Kinder *Traglinge* sind.

Tatsächlich sind die meisten Kinder Traglinge, meint: Sie wollen nahe bei Mama und Papa sein, wollen getragen werden. Unseren Ersten zwangen wir anfangs im Kinderwagen zu sein. Warum? Weil man das halt so macht, weil wir es nicht besser wussten, weil wir einen wunderschönen geflochtenen Kinderwagen von unseren Eltern geschenkt bekamen, weil wir eine hervorragende Matratze und ein sehr feines handbesticktes Kisselchen drinnen liegen hatten usf. Es sah großartig aus, wirklich. Mary Poppins wäre stolz auf uns gewesen. Alles war perfekt. Doch unser Sohn wusste das so gar nicht zu schätzen. Er schrie, er protestierte. Wir lenkten ihn mit Spielsachen ab. Nach einer Weile gewöhnte er sich daran. Richtiger wäre zu sagen: er tolerierte, gefahren zu werden. Besonders genossen hat er es aber nicht. Wir haben ihn dann auch nach einigen Wochen erlöst und ein Tragesystem gekauft, was ihm weit mehr zugesagt hat und auch für uns einige Vorteile mit sich brachte. Mit so einem wuchtigen Kinderwagen ist man doch in seiner Bewegungsfreiheit stark eingeschränkt.

Unser Zweiter ließ von vorne herein keinen Zweifel daran, dass er ein rigoroser und radikaler Tragling war, der selbst das Tragesystem verschmähte. Sobald man ihn auf den Arm nahm, war er das glücklichste und zufriedenste Kind. Aber wehe, man vertrieb das Vögelchen von seinem Ästchen oder, noch schlimmer, der Bruder wurde einmal hochgehoben. Drei Jahre wollte er getragen werden, sobald wir das heimische Grundstück verließen – zuhause bequemte sich der Herr irgendwann doch einmal, sich seiner Füßchen zu bedienen. Dann, ganz plötzlich und ohne Vorwarnung, wir waren gerade spazieren, wollte er selber laufen und tut das seither.

Wenn man sich daran gewöhnt hat, ist das Tragen auf dem Arm keine unangenehme Angelegenheit. Gurtsysteme sind bequem, wenn man längere Strecken zurücklegen will oder einkaufen geht, weil man beide Hände frei hat. Wichtig ist hier, dass das System die Entwicklung der Wirbelsäule nicht negativ beeinträchtigt. Wir haben einen Bandolino und waren sehr zufrieden. Gewiss gibt es aber auch andere gute Produkte und Möglichkeiten wie zum Beispiel Tragetücher.

Das Kinderzimmer

Das Kinderzimmer ist der Ort, an dem das Kind einen guten Teil seiner Zeit verbringt, darum sollte gerade dieser Raum mit besonderer Sorgfalt eingerichtet und gestaltet werden. Die goldene Regel der Erziehung „Weniger ist Mehr" gilt auch hier. Weiterhin sollte das Zimmer <u>Konstanz</u> und <u>Permanenz</u> vermitteln. Es ist ein Ort der Sicherheit, der Zuflucht, ein Sanctuarium. Es ist ein „Zuhause" im Zuhause. Es ist ein „Reich".

Das Zimmer des Kindes ist ein höchst intimer Ort, an dem es wichtige und prägende Erfahrungen machen wird. Häufige Veränderungen des Wohnumfeldes erzeugen Unruhe und Nervosität. Das Kinderzimmer sollte seine Gestalt demnach behalten, bis der herangewachsene Adoleszente selbst Veränderungen nach seinen eigenen Wünschen und Vorstellungen daran vornimmt.

Farben

Eine Farbe erzeugt in uns immer ein Gefühl. Farben wirken weit stärker auf uns, als wir vielleicht annehmen. Sie können reizend, beruhigend, klärend aber auch verstörend wirken.

Die Farbe eines Raumes korrespondiert immer auch mit den in ihm enthaltenen Gegenständen. Da die Gegenstände eines Kinderzimmers zumeist vielfarbig sind – Spielsachen – sollte die Raumfarbe möglichst neutral gewählt werden. Eine einzige Wandfarbe ist zu bevorzugen.

Eltern sollten nie darauf verfallen, den Innenarchitekten spielen zu wollen oder irgendwelchen Moden nachzujagen. Extravaganz gehört in die Szenebar oder Galerie nicht ins Kinderzimmer. Besser als bunte, schreiende Modefarben sind gedeckte, neutrale. Denken Sie daran, die gewählte Farben werden über ein Jahrzehnt die Wohlwelt des Kindes prägen, es wird sie jeden Tag wahrnehmen und wahrnehmend empfinden. Vergessen Sie nicht, dass Farben einen Einfluss auf

Verhalten und Psyche ausüben. Die sich entwickelnde Psyche des Kindes ist noch besonders affin für solche Reize, bzw. diesen recht schutzlos ausgeliefert. Der Raum sollte in erster Linie Ruhe, Stille und Geborgenheit vermitteln – der Nachwuchs wird für die Lebendigkeit sorgen.

Für die Wände ist ein getöntes Weiß oder Eierschalenfarbe empfehlenswert. Auf keinen Fall sollte das Weiß zu grell sein. Die Farben sind generell matt zu wählen. Wer es bunter haben will, kann auf Pastellfarbtöne zurückgreifen. Achten Sie darauf, dass die gewählten Farben sich nicht beißen. Übertreiben sie es aber auch nicht mit der Einfarbigkeit. Ein weiß getünchtes Zimmer, mit weißem Teppich, weißer Decke und weißen Möbeln wirkt steril und kalt.

Der Boden sollte grundsätzlich dunkler als die Wände sein. Wenn Decke und Wände nicht in der gleichen Farbe sind, sollte die Decke nach Möglichkeit heller gestaltet sein als die Wände. So erzeugt man ein natürliches Farbgefühl. Der Raum ist unten fest, schwer und öffnet sich nach oben, wird leichter, luftiger ganz so wie draußen: Unten Stein, Erde, dann dichtes Gras, Bäume und Sträucher, Blüten, wogende Baumwipfel, darüber Wolken, Himmel, Licht, Wind.

Fußboden

Bevor das Kind zu laufen beginnt, kriecht und krabbelt es auf dem Boden. Entsprechend sollte dieser beschaffen sein.

Stellen wir uns einmal vor, wie es für uns wäre, wenn wir auf allen Vieren Tag ein Tag aus die Welt erkunden würden. Wenn Sie sich das nicht vorstellen können, gehen Sie ruhig einmal auf die Knie und kriechen Sie im designierten Kinderzimmer herum. Wie ist die Luft dort unten? Wie fühlt sich der Bodenbelag auf Ihren Händen an. Können Sie sorglos überall hingreifen? In den Augen eines Kindes sieht die Welt ganz anders aus, nicht?

Es gibt keine gute Alternative zum natürlichen

Wollteppich als Auslegeware, bzw. zu einem den Spielbereich weiträumig deckenden, weichen, ungefärbten und unbehandelten Wollteppich. Kunstteppiche dünsten noch nach Jahren kleine Mengen giftiger Gase aus. Für einen Erwachsenen ist das kein Problem, aber ein Kind, das auf diesem Teppich umher kriecht, könnte beeinträchtigt werden. Gehen Sie lieber kein Risiko ein.

Sofern Sie den kleinen Krabbler nicht in einen Laufstall einsperren, bzw. seine Zimmertüre verbarrikadieren wird zwangsläufig das ganze Haus zu seinem Territorium. Sie können, müssen aber nicht, die *Wohnräume* mit Teppich ausstatten. Das Kinderzimmer aber sollte auf jeden Fall einen weichen Untergrund haben. Um die Belastung an Staub zu mindern, sollte der Teppich nicht zu hoch sein.

Geölte Holzfußböden im Resthaus sind schön, pflegeleicht und schaffen eine natürlich-angenehme Atmosphäre. Auch sie sind eine valide Wahl. Laminat ist nicht ganz so gut, aber immer noch in Ordnung. PVC und Vinyl gehören meines Erachtens nicht in ein Wohnhaus. Ich kann aber auch über diesen Bodenbelag nichts Schlechtes sagen. Fliesen sind kühl, abweisend, dafür hygienisch: Sie gehören ins Bad und in die schmutz- und nässegefährdeten Küchen- und Eingangsbereiche.

Zimmergröße

Für ein Kind wirkt die Welt viel größer als für einen Erwachsenen. Oft, wenn wir einen Ort, der uns in unserer Kindheit vertraut und lieb war, nach vielen Jahren wieder besuchen, sind wir erstaunt wie klein er eigentlich ist. Das Grundstück meiner Großeltern, auf dem ich etliche wunderbare Sommertage verbrachte erschien mir damals wie eine unermesslich weite Welt, voller Verstecke und geheimnisvoller Orte. Heute wirkt der 600qm große Garten mit dem schönen alten Baumbestand zwar noch großzügig, aber eben nicht mehr unermesslich, riesig…

Was das Kinderzimmer anbelangt, sollte es weder zu groß, noch zu klein dimensioniert sein. In einem riesigen Raum fühlt sich das Kleine verloren. In einem zu kleinen Raum kann es an einem Regentag nicht toben, bzw. später sich nicht richtig spielerisch entfalten, wenn z.b. Playmobil- oder Legolandschaften entstehen, wenn eine Kissenburg gebaut, belagert oder verteidigt werden soll usf. Ideal ist eine Größe zwischen 10-16qm pro Kind. Wenn zwei Kinder ein Zimmer belegen, sollte der Raum ein weniger großzügiger ausfallen. Wir haben unsere Söhne in einem Raum, der etwa 18qm ist. Die Betten liegen auf den gegenüberliegenden Seiten, sodass sie sich beim Schlafen nicht stören und ein wenig Privatsphäre genießen. Der Große hat einen aufgeklappten Umzugskarton als Sichtschutz aufgestellt. In der offenen Seite zu seinem Bett hin stehen Lampe, Wasserflasche und einige Bilderbücher. Sein Haus nennt er das. Und ja, es ist recht heimelich dort. Zwischen den Betten ist eine große, (gelegentlich) freie Fläche, die die beiden zum Spielen und Toben benutzen. Schränke und Kommoden sind an den Wänden aufgestellt. Jeder der beiden hat einen kleinen Schreibtisch mit Stuhl, wobei nur unser Großer diesen auch aktiv nutzt.

Bei Doppelbelegung und beengten Verhältnissen kann auch ein Stockbett benutzt werden. Es gibt hier tolle Ausführungen, die das Schlafmöbel zur Spiellandschaft umfunktionieren. Achten Sie auf Stabilität und Qualität.

Beleuchtung/ Lage

Das Kinderzimmer sollte über ausreichend Tageslicht verfügen und möglichst im ruhigsten Teil des Hauses liegen, d.h. nicht direkt über den Wohnzimmer, wo Mama und Papa sich abends unterhalten, nicht über der Waschküche, wo die Waschmaschine rumpelt, nicht auf der Straßenseite, wo früh morgens nicht der Hahn kräht, sondern die Haustür knallt und der Motor startet usf.

Eine direkte Deckenbeleuchtung schafft oft eine

unangenehme und indifferente Atmosphäre. Dadurch, dass das Licht direkt von oben kommt, wird dem Sensorium zudem suggeriert, es wäre Tag und die Sonne scheine. Das hält vor allem kleine Kinder unnötig lange wach und fit. Direkte Deckenbeleuchtung gehört in Arbeits- nicht in Wohnräume. Dort sollten mit Tisch- und Stehlampen Licht- und Schattenzonen hergestellt werden, die eine angenehme Lagerfeueratmosphäre schaffen. Dass heißt freilich nicht, dass es düster zugehen soll, ganz im Gegenteil. Dort, wo es hell sein muss, etwa am Schreibtisch, soll es auch hell sein – aber eben nur dort. In Bereichen, wo es nicht so hell zugehen muss, genügt eine schwächere Beleuchtung. Achten Sie auf warme Lichttöne. Vermeiden sie unbedingt grelles Licht. Die Neonröhren der 60er Jahre sind selbst in der Fabrik eine Zumutung!

Die Benutzung mehrerer Lampen pro Raum bringt noch einen weiteren Vorteil mit sich: Je nach Tages- und Jahreszeit können Sie die Beleuchtung variieren, um Stimmungen zu schaffen und zu unterstützen. Über den Lauf eines Abends verändern wir die Lichtverhältnisse, um unsere Kinder sanft von der Wach- in eine Schlafstimmung zu versetzen: Erst herrscht „Festbeleuchtung", wenn noch gespielt und getobt wird. Dann gedämpftes Licht zum Vorlesen und Beten. Schließlich brennen nur noch die kleinen Nachttischlämpchen, um Bilderbücher anzuschauen. Interessanterweise flüstern unsere Jungs in dieser letzten Phase vor dem Schlafengehen nur noch. Es ist für sie eine „andere" Zeit als sonst und in dieser Zeit scheint auch das Flüstern seinen Platz zu haben.

Geheimnisplätze

Der Prozess der psychischen Abnabelung von den Eltern beginnt nicht erst in den stürmenden und drängenden Jahren der Adoleszenz und Jugend, sondern bereits viel früher. Dieser Prozess ist sowohl für die Eltern als auch für das Kind schwierig und aufreibend. Die Eltern, gewohnt ihr Kleines zu behüten und zu pflegen, müssen lernen loszulassen, ja, es aus dem „Nest" zu stoßen, wenn nötig. Der sich entwickelnde Erwachsene muss dagegen lernen, selbstständig zu leben, selbstbewusst zu denken und selbstverantwortlich zu handeln – er muss lernen, *er selbst zu sein.* Um diesen prekären Prozess zu unterstützen und seine äußersten Härten abzumildern, ist es empfehlenswert bereits Kleinkindern ein gutes Maß an Privatsphäre einzuräumen. Am Anfang seines Leben ist das Kind noch ganz auf seine Eltern fixiert. Aber bereits mit zwei, drei Jahren findet es sich selbst aus seiner Umwelt und seinen Mitmenschen als etwas Eigenes heraus. Es probiert mit der Wahrheit herum und es wird anfangen, sein Bettchen seinen Wünschen entsprechend mit Plüschbewohnern und Artefakten zu versehen. Lassen Sie das zu. Wenn das Bett wie eine Müllhalde aussieht, schimpfen Sie den Hausherrn nicht aus, sondern helfen Sie ihm, seinen Raum planvoll und ansprechend zu gestalten. Geben Sie ihm eine Kiste, die er als Wohnung für seine Bewohner nutzen kann. Geben Sie ihm eine andere Kiste für besonders liebe Spielsachen. Oft handelt es sich hierbei um seltsame Sammlungen aus Spielzeug und Fundstücken, wie etwa Federn oder Steinchen, die wir als chaotischen Abfallhaufen identifizieren würden – für das Kind aber ist das sein Eigentum und ein signifikanter Bestandteil seiner Welt.

Kinder brauchen Geheimnisse und Geheimnisorte.

Geben Sie ihm eine „Geheimnisbox", eine Schatztruhe, für die allergeheimsten, allerwichtigsten und allerwertvollsten Dinge. Eine kleine Keksdose aus Blech ist schon genug: Erklären Sie dem Kind, dass diese Schachtel nur ihm gehört und dass Sie sie niemals öffnen werden. So zeigen Sie ihm nicht nur Vertrauen und Wertschätzung, sondern Sie geben ihm Freiheit und Selbstständigkeit. Sie stoßen damit den wundervollen, doch auch bittersüßen Prozess einer sanften Abnabelung an.

Halten Sie sich bitte unbedingt an Ihr Versprechen! Kinder brauchen Geheimnisse und sollen Sie auch haben. Tagebuch, Geheimversteck, Schatztruhe usf. sind für Eltern tabu! Es gibt keinen schlimmeren

Vertrauensbruch, als wenn die eigene Mutter im Tagebuch ihres Teenagers herumschnüffelt. Lassen Sie das bleiben. Fangen Sie gar nicht damit an. Wenn Ihr Kind Ihnen vertraut, wird es die wichtigsten Geheimnisse ohnehin mit Ihnen teilen, wenn die Zeit dafür reif ist. Indem Sie schon früh damit beginnen, dem Kleinen Eigenräume zuzugestehen und diese auch zu respektieren, trainieren Sie sich selbst, Ihren Nachwuchs irgendwann als erwachsene Person zu sehen und seine eigenen Entscheide zu respektieren, auch wenn Sie nicht damit einverstanden sein sollten.

Möbel

Möbel unterliegen oft dem Zeitgeist. Dabei ist es ein Geschenk, ja ein Segen, wenn einige Möbel einen das ganze Leben lang begleiten. Mit den Möbeln im Kinderzimmer verbindet Ihr Kind sein erstes Zuhause. *Seinen* ersten Ort. Den Ort der Sicherheit und Geborgenheit.

Neben dem Bett, das wir gleich gesondert behandeln, sollte ein Grundstock von Möbeln gewählt werden, die das Kind theoretisch sein ganzes Leben begleiten können. So hat man das früher gemacht, in jenen düsteren, schon halb vergessenen Tagen vor Ikea cheap, cheap und XXXXXXL-Müll, vor Discountpressspan in Orginalechtholzkopieoptik mit Plastikgriffchen und LED-Farbspiel-Disko/Weihnachtsbeleuchtung, in jenen Zeiten, wo nicht alle drei Jahre ein neues Wohnzimmer mit TV-Landschaft, eine neue Küche, ein neues Bad und dergleichen Späße angeschafft werden mussten. Mein jetziges Mamazimmer ist mein ehemaliges Kinderzimmer: eine Garnitur aus den frühen 70ern bestehend aus Bett, Nachtkommode, Kleiderschrank und, weil ich ein Mädchen bin, „Schminktischen" nebst etwas zu großem Spiegel; alles in neutral lasierter Buche, solide gearbeitet, stabil und leicht zu demontieren und wieder aufzubauen – die Stücke haben viele Umzüge hinter sich, die sie, von einigen Macken und Schrammen abgesehen, schadlos überstanden haben.

Wählen Sie für das Kinderzimmer funktionale Möbel von hoher Qualität und neutralem Aussehen. Alte Bauernschränke beispielsweise geben tolle Kleiderschränke ab. In nicht restauriertem Zustand sind sie einigermaßen günstig zu erwerben. Ansonsten helfen Sie sich anderweitig. Ebay-Kleinanzeigen, Quoka usf. sind eine fantastische Quellen für gebrauchte Möbel – oft sogar geschenkt gegen Abholung! Auch ein Besuch auf dem Flohmarkt kann sich lohnen. Wenn Sie bereit sind, ein paar Stunden zu investieren, können Sie selbst als Laie ramponierte Stücke kompetent herrichten. Wählen Sie die Möbel nach Möglichkeit so, dass sie nicht über 180cm Höhe hinaus gehen – so sind sie leichter zu transportieren und finden auch im Altbau Platz.

Beim *Bett* ist neben Qualität vor allem auf Standardmaße zu achten. Wir hatten einmal ein wunderschönes Bauernbett geschenkt bekommen. Eine antike Tischlerarbeit aus Eiche mit ausgeblichenen Blumenmalereien. Leider passten weder Lattenrost, noch die Matratze, sodass wir das gute Stück in liebevolle Hände abgeben mussten. Ideal sind die Maße 100x200cm. Das ist großzügig für eine Person und bietet im „Notfall" auch Platz für zwei – man denkt voraus.

Kommoden und Truhen sind tolle Ergänzungen für ein Zimmer und flexible Einrichtungsgegenstände. Truhen sind auch als Sitzbänke zu benutzen, wenn sie richtig dimensioniert sind. Wenn Sie an gute Stücke aus guten Stuben kommen, sagen Sie nie nein.

Kinder lieben Truhen, in denen sie nicht nur Dinge, sondern auch sich selber verstecken können. Achten Sie darauf, dass besagte Truhen nicht luftdicht schließen.

Was *Tisch und Stuhl* angeht, sollten Sie sich erst einmal zurückhalten. Die Benutzung dieser Möbelstücke ist von der Größe des Benutzers abhängig. Es gibt zwar mitwachsende Schreibtische in hoher Qualität, diese sind aber vergleichsweise teuer und mir persönlich gefallen sie nicht. Ich bevorzuge große, schwere Schreibtische, mit vielen, tiefen Schubladen – aber das ist Geschmackssache. Wir haben uns für das Kinderzimmer mit alten Vollholzschulbänken nebst passenden Stühlen beholfen. Diese haben wir aus dem ausgemusterten Bestand einer Grundschule geschenkt bekommen. Wenn Sie Interesse haben, kontaktieren Sie die Schulen in Ihrer Umgebung – viele Keller sind geradezu überfüllt mit Mobiliar, das man nur zu gerne loswerden will. Diese Vollholzkonstrukte nebst Tintenflecken, Kratzern, Schrammen, Gravuren und grüner Schreibauflage sind echte 60er oder 70er Jahre Qualitätsarbeit, wunderschön und sehr robust. Für die Ewigkeit angefertigt und nach zehn Jahren rausgeschmissen – wer kann das verstehen? Wenn die Kinder größer sind, erhalten sie dann reguläre Schreibtische.

Wichtig bei sämtlichem Mobiliar ist Qualität (Echtholz!), Funktionalität und ein ansprechendes Äußeres. Andreas nennt Möbel „stille Mitbewohner". Ich finde, dass er es recht gut mit diesem Ausdruck getroffen hat. Möbel sind nicht einfach nur da. Sie teilen Raum und Luft mit uns. Jeden Tag sehen wir sie bewusst oder unbewusst an, benutzen sie, berühren sie. Sie enthalten unsere „Dinge", sie begleiten uns durch die Jahre. Darum gewinnen wir sie lieb und darum fällt es uns so schwer, uns von manchem guten Stück zu trennen...

Da die hölzernen Gefährten einen so bedeutenden Teil im Alltag einnehmen, sollte man schauen, dass sie auch zu einem passen, dass sie gefallen, vor allem aber dass sie ihren Zweck erfüllen. Wir kaufen oder requirieren aus Kostengründen ausschließlich gebrauchte Möbel. Wir tun das zum einen, weil wir von recht wenig Geld leben wollen, aber auch, weil wir Alter und Geschichte, Charakter und Stimmung benutzten Mobiliars schätzen. Selbst wenn wir Millionäre wären, würden wir gebrauchte Möbel kaufen, nur dass man sie dann Antiquitäten nennen würde, nun ja. Schrammen und Krater sind wie die Falten im Gesicht eines Menschen. Sie geben Charakter und erzählen eine Geschichte. Gebrauchte Möbel sind lebendig und bringen diese Lebendigkeit mit in den Wohnraum ein. Ich bin vielleicht ein wenig unpraktisch oder gar sentimental in dieser Beziehung, aber ich mag den knarrenden Dielenboden, die quietschende Tür und das

Gefühl an einem Tisch zu sitzen, an dem vor uns schon Generationen schwatzend und lachend verbracht haben. Ein Kinderzimmer würde ich, um es zusammenzufassen, wo möglich, nur mit alten, wertigen, stabilen und optisch passenden, praktischen, gerne auch ein wenig mitgenommen aussehenden Möbeln ausstatten. Man ärgert sich dann auch nicht, wenn der Summe der Kratzer einige weitere vom wilden Nachwuchs hinzugefügt werden. So schreibt unser Leben seine Geschichte in die Dinge, wie wir besitzen, bis hoffentlich ein anderer sie besitzt.

Bett

Das Bett ist über viele entscheidende Jahre hinweg der wichtigste Ort des Kindes und weit mehr als ein simpler Schlafplatz. Im Bett liegt es krank, im Bett wird ihm vorgelesen, im Bett denkt es nach, träumt vor sich hin, kuschelt mit der Mama, kämpft mit dem Geschwisterchen... Die Zudecken, Laken, Kissen umgeben den heranwachsenden Körper wie eine zweite Haut und dies viele Stunden lang, jede Nacht. Wie sich das Bett *anfühlt,* hat einen prägenden Einfluss auf Schlaf- und Ruhegewohnheiten, es beeinflusst Wachstum und Wohlgefühl. Das Kind soll zufrieden ins Bett gehen und ausgeruht davon aufstehen. Es sollte ihm ein *lieber* Ort sein. Aber fangen wir am Anfang an.

Für unseren Erstgeborenen hatten wir noch ganz klassisch eine Wiege – geöltes Echtholz, handgemachtes Zauberwollemobile, selbstgestickter Himmel usf. Diese Wiege gefiel vor allem den Erwachsenen, insbesondere den stolzen Großeltern. Für den Erstling war sie mehr oder minder nutzlos. Weder schätzte er das Mobile, noch die Stickereien. Alles, was er wollte, war ein stiller Ort zum Schlafen – das war die Wiege keineswegs. Sobald das Kind sich zu regen beginnt, stößt es an, bzw. die Wiege wippt, wenn sie nicht festgestellt ist, und selbst dann ruckelt sie noch ein wenig. Der Schlaf des Wonneproppens kann dadurch leicht gestört werden, was dessen berechtigten und lautstarken Zorn hervorruft.

Man kann sie ohnehin nur wenige Wochen nutzen, die Wiege. Sobald ihr unser Erster entwachsen war, legten wir ihn ins Gitterbett. Die neue Umgebung brachte einige durchwachte Nächte mit sich – wer zieht schon gerne um! Danach schlief er wunderbar durch.

Bei unserem Zweiten haben wir es besser gemacht. Er kam bereits nach zwei Wochen vom Mamabett ins eigene Gitterbett. Dieses haben wir direkt daneben aufgestellt. Das Seitenteil war zwecks Nähe und Stillen zur Mama hin geöffnet. Natürlich war die Matratze etwas zu groß. Wir haben sie künstlich mit gerollten Decken verkleinert, also ein Nest im Nest gebaut. Das hat phantastisch funktioniert. Auch der Transit ins eigene Zimmer gestaltete sich danach sehr einfach, da das Bettchen, die direkte vertraute Atmosphäre, sich nicht veränderte.

Bettzeug

Bevor Kinder richtig sehen können, hören und riechen sie. Ihre Welt ist Geräusch, Gefühl und Geruch. Gerade das Geruchsempfinden ist bei Säuglingen sehr ausgeprägt und sensibel. Sie riechen die Mama, sie riechen ihre Decken, die Matratze usf. Der Geruch, der Duft ist ihnen vertraut. Darum ist es vor allem, was das Bett angeht, ratsam, auf geruchliche und taktile Permanenz zu achten. Decken, Kissen und Laken sollten sich immer gleich anfühlen und nach Möglichkeit auch immer gleich riechen. Kaufen Sie daher in ausreichender Menge identische Garnituren (mindestens zwei, besser sind drei). Gedeckte Farben sind ideal. Achten Sie darauf, mindestens reine Baumwolle zu benutzen. Ist diese organisch, ungebleicht usf. ist das umso besser. Das Bettzeug sollte glatt, aber nicht kühl und seidig, sondern warum und weich sein. Achten Sie darauf, dass Bettzeug und Laken für Kochwäsche geeignet sind – falls es einen Unfall gibt.

Waschen Sie stets mit dem gleichen Mittel, damit eine geruchliche Neutralität erhalten bleibt. Gehen Sie sparsam mit Waschmittel und Weichspüler um. Kaufen

Sie Produkte, die für allergische und empfindliche Haut geeignet sind, d.h. ohne Parfüm usf.

Waschnüsse mit einem Schuss Essig sind ideal: Diese Mischung macht sauber, ist komplett biologisch und allergiefreundlich, wirkt gleichzeitig als Weichmacher, ist spottbillig und riecht nicht.

Wir haben eine weiche *Decke* mit *Schurwollfüllung* in gesteppten Taschen als Grunddecke gewählt. Sie ist dünn genug, um auch im Sommer Verwendung zu finden. Sie ist bedeutend schwerer als eine Daunendecke, was der Säugling als angenehm empfindet. Die Schwere schränkt auch die Bewegungsfreiheit des Kindes sanft ein, was verhindert, dass es aufwacht, wenn es im Schlaf strampelt oder ausschlägt – Pucken light! nennt mein Mann das im Scherz. Im Winter benutzen wir einfach eine weitere Decke – eine dünne Tagesdecke aus Schurwolle ist selbst bei strengster Kälte völlig ausreichend.

Wir haben mit einem gesteppten flachen *Kissen* mit leichter Daunenfüllung angefangen, wie man das so macht. Interessant ist, dass bei beiden Kindern das Babykissen zum späteren Schmuse- und Nuckelkissen avancierte. Liegt bestimmt am Geruch und den Hektolitern von Speichel und Rotz (und Tränen, oh ja, auch diese), die ins Material eingezogen sind.... Achten Sie darauf, dass das Kissen gut waschbar ist und Sie ein identisches als Ersatz zur Hand haben.

Die *Matratze* sollte eher zu <u>fest</u> als zu weich sein. Hohe <u>Atmungsaktivität</u> und Hygiene sind das A und O. Wir waren mit unseren Biomatratzen ziemlich zufrieden. Sie haben einen Kokosfaserkern mit Baumwollüberzug. Die ganze Familie benutzt „baugleiche" Futon-Matratzen. Sie sind formstabil und gleichen Feuchtigkeit sehr gut aus. Federkernmatratzen sind ebenfalls empfehlenswert. Vom vielgepriesenen Kaltschaum halten wir persönlich nichts.

Für zusätzliche Wärme und angenehmen Schlaf sogt im Winter Schaffelle: Diese kosten auch in Bioqualität, die unbedingt gewählt werden sollte, nicht die Welt. Eine lohnende Anschaffung.

Es ist gut, den Nachwuchs recht bald mit den natürlichen Umweltgegebenheiten vertraut zu machen. Wir leben in einer Welt klimatisierter Räume, die uns mit einer künstlichen Atmosphäre umgeben. Der Preis für solch artifizielles Wohlleben ist eine erhöhte Anfälligkeit für Erkältungen und ein Gefühl von Entfremdung, ja Feindschaft mit der natürlichen Umwelt. Wir wollen unseren Kinder eine echte Umwelterfahrung nicht vorenthalten. In brütender Sommerhitze wie in klirrender Winterkälte sind wir mit beiden ab dem ersten Tag ihres Lebens spazierengegangen und wenn es nur ein paar Minuten waren. Natürlich haben wir die Kleinen entsprechend angezogen und gegen die unwirtlichsten Witterungseinflüsse geschützt. Das Resultat sind zwei gesunde Knaben, die praktisch nie krank und Sommerhitze wie Winterkälte auszuhalten gewohnt sind. Aber nicht nur der tägliche Spaziergang ist wichtig, sondern auch die Temperierung und Belüftung des Kinderzimmers. Wir schlafen ganzjährig mit offenem Fenster. Im Sommer ist es ganz offen (mit Fliegengitter), im Winter nur einen Spalt weit, doch genug, dass die Luft sich kontinuierlich erneuern kann. „Frische Luft im Haus", hat einmal ein sehr weiser Mann in Bezug auf die Undichtigkeiten älterer Holzfenster gesagt, „ist kein bauliches Problem, sondern ein Privileg." Die Vorteile des Schlafens bei offenem Fenster sind hinlänglich bekannt und noch bei unseren Eltern war das ewig gekippte Schlafzimmerfenster üblich. Versagen Sie Ihren Kindern nicht das Privileg, frische Luft zu atmen und die Witterung erleben zu können – sie werden es Ihnen mit robuster Gesundheit und übersprudelnder Vitalität vergüten.

Elektrizität

Ich weiß nicht, inwiefern Elektrizität schlecht für das Wohlbefinden ist. Es gibt einige Zeitgenossen, die behaupten, elektrische Strahlung, der sog. Elektrosmog, der von Geräten und Leitungen emittiert, würde Schlafstörungen, Nervosität bis hin zu Krebserkrankungen verursachen, während andere meinen, dies alles wäre, solange man die exponierten Drähte nicht berühre, völlig harmlos. Da ich keine Expertin in diesem Fach bin, enthalte ich mich einer Beurteilung. Trotzdem bin ich der Meinung, dass Elektrizität im Kinderzimmer auf ein Minimum reduziert werden sollte – zur Sicherheit. Wir benutzen 15 Watt starke Nachttischlämpchen, eine Steh- und zwei Tischlampen, jeweils mindestens 1m von den Schlafstätten entfernt, um passende Lichtszenarien kreieren zu können (unsere Jungs teilen sich ein Zimmer). Auch ein CD-Spieler ist vorhanden, dieser wird aber, wenn er nicht benutzt wird, ausgesteckt. Computer, Fernseher und Radio sucht man in der Räuberhöhle vergebens. Das Kinderzimmer ist zum Spielen, Schlafen und Erzählen da. Papas Computer steht natürlich in Papas Zimmer – der Zugang dazu ist auf die Videozeit und das gelegentliche Spielen am Rechner beschränkt. Ich sagte bereits, dass unser erster ein richtiger Elektrofreak ist. Seine zahlreichen Experimentierkästen werden mittels Batterien und einer handtellergroßen Solarzelle betrieben – der E-Smog dürfte sich hier in engen Grenzen halten. Seine übrigen Platinen, Kabel und was er nicht alles an Artefakten angesammelt hat, wird selbstverständlich nicht ans Stromnetz angeschlossen, wenn dies beim bestehenden Grad der Zerstörung überhaupt noch einen Effekt hätte.

Bücherschrank

Ein gut gefüllter Bücherschrank gehört in jedes Kinderzimmer. Ich spreche von echten Büchern aus Papier und Pappe, die man anfassen, aufschlagen und durchblättern kann. Unser Großer begann mit Fünf Interesse für's Lesen zu zeigen. Ich habe mir sagen lassen, dass das nicht ungewöhnlich sei. Der nette Mensch, der mir das erklärte, fügte hinzu, ich solle mir keine Sorgen machen, dass Interesse gehe vorüber. Auf keinen Fall solle ich ihm schon vor der Einschulung Lesen beibringen… Nun, ja.

Ich denke, wenn ein Kind Interesse an etwas zeigt, sollte man dieses Interesse fördern und unterstützen. Anstatt auf die Schule habe ich auf mein Kind Rücksicht genommen – eine gute Entscheidung, zu der ich stehe. Unser Zweiter zeigte im gleichen Alter nicht das geringste Bedürfnis lesen zu lernen...oder schreiben...oder überhaupt irgendetwas, was nicht mit Piraten und Lego zu tun hat. Er kommt nach seinem Vater.

Der Bücherschrank sollte eine gute Mischung an Literatur enthalten. Über ansprechende Bilderbücher und leichte Anfängertexte bis zu klassischen Jugendromanen darf sich hier alles tummeln. Die Bücher sind Eigentum der Kinder. Am Abend, wenn im Bett noch gelesen werden darf, suchen sich die beiden ihre Lektüre aus. Bilderbücher sind das zumeist, wobei der Große, wie gesagt, bereits kleinere Texte liest, bzw. sie seinem Bruder vorliest als wäre er Mama oder Papa. Der Kleine „liest" mit Vorliebe Lego-Kataloge. Playmobil geht auch. Hauptsache Soldaten, Waffen, Drachen, Skelette usf.

Der Bücherschrank sollte zudem über ausreichende Platzreserven verfügen, um die zukünftigen Erwerbungen der Kinder aufnehmen zu können. Es ist gut, sie möglichst oft in den Bücherladen oder ins Antiquariat mitzunehmen und sich auch etwas aussuchen zu lassen. So lernen sie, das Buch in seiner Urform zu respektieren. Es wird ein selbstverständlicher Begleiter ihres Lebens werden. Was die Präferenzen bezüglich der Literatur angeht, lassen Sie den Kindern freie Hand. Sie sollen lesen, ansehen, entdecken, was sie spannend und interessant finden, nicht was „pädagogisch wertvoll" ist.

Bücher, die Sie für Ihre Kinder zum Vorlesen anschaffen, sind etwas anderes. Was für viele Spielsachen gilt, gilt leider auch für die meisten Kinderbücher – es sind Produkte von Erwachsenen für Erwachsene. Und das ist auch verständlich, bezahlen doch meist die Erwachsenen das Buch an der Kasse. Jenen soll es daher gefallen, es soll der Vorstellung davon entsprechen, was die Erwachsenen für ihre Kinder als angemessen erachten. Wir haben es hier mit zwei Extremen zu tun, die beide nach Möglichkeit zu vermeiden sind. Da sind zum einen all die künstlerisch und künstlich aufgepeppten Büchlein, in denen Impressionisten, Expressionisten, Kubisten, Computerkünstler oder Comiczeichner trendige und stylische Designs (Aschenbrödel im South-Park-Collagestil, der große böse Wolf als 70er-Jahre Pimp mit lila Anzug und Federhut!) produzieren, die Erwachsene hipp finden, aber das kindliche Vorstellungsvermögen hoffnungslos überfordern. Auf der anderen Seite finden sich extrem simple Texte mit geschmacklosen, primitiven und offensichtlich sehr schnell gemachten Zeichnungen und Malereien verziert, die sich mit Themen beschäftigen, die keiner Beschäftigung wert sind. Schauen Sie nur wie viele Klo-Büchlein es für Kinder gibt. Diese in Massenproduktion erzeugten Machwerke haben Auflagen, von denen mancher Bestsellerautor nur träumen kann. Wem es gefällt.

Kleidung

Grundlegendes

Für Kinderkleidung gelten die gleichen Regeln wie für Erwachsenenbekleidung: Solide, natürlich, praktisch und ansehnlich. Solide bedeutet freilich nicht unbequem, natürlich nicht, dass es jene völlig überteuerten Bio-Trend-Marken sein müssen, praktisch meint nicht, tausend Taschen und Reißverschlüsse, und ansehnlich ist nicht unbedingt der so passend bezeichnete „letzte Schrei" – tatsächlich sind viele Modetrends zum Schreien. Wir kleiden Menschen ein, nicht Puppen oder Modelle, achten wir also auf „artgerechte" Kleidung.

Gehen wir die einzelnen Punkte kurz durch. Was bedeutet „solide" Kleidung? Nun, Kinder spielen, sie spielen *draußen* und sie spielen wild. Vor allem Michel Lönnebergers (aber auch Ronjas!) bringen ihre Hosen in wenigen Wochen, ja Tagen, Stunden durch, wenn diese nicht in entsprechender Qualität gefertigt sind. Wir haben da unsere Erfahrungen, die andere verzweifelte Mütter gewiss teilen: „Was hast Du nur schon wieder mit Deiner Hose gemacht? Die war doch neu. Oh je!" Solide Kleidung zeichnet sich durch stabile Nähte aus. Der Stoff sollte nach Möglichkeit glatt sein. Das reduziert die Gefahr des Hängenbleibens. Feste Baumwolle ist gut. Toll ist, wenn Kniebereich und Hosenboden extra verstärkt ist. Manche Hersteller designen ihre Kinderkleidung mit wasserdichten und abriebfesten Flicken. Ansonsten kann man solche Flicken günstig kaufen und selbst aufnähen oder aufbügeln. Das erhöht die Lebenserwartung der Hose bedeutend. Reißverschlüsse leiern aus, verklemmen oder schließen nicht richtig. Knöpfe springen ab und gehen verloren. Ideal sind hochwertige, flexible Zugschnüre mit Verstell- bzw. Feststellmöglichkeiten. Man kann dann ruhig eine Nummer größer kaufen und die Beine aufschlagen, solange es eben oben herum passt – das spart Geld und schont die Nerven.

Für das Spielen im Haus ist alles recht, was bequem ist und gefällt. Achten Sie aber trotzdem darauf, nicht gerade wie Hempels herumzulaufen – das macht etwas mit dem ästhetischen Empfinden des Kindes, mehr dazu gleich.

Was die Oberbekleidung angeht, ist die Wahl einfacher. T-Shirt, Longsleeve und Pullover passen drinnen wie draußen. Auch Hemden mit Druckknöpfen eignen sich. Eine Nummer zu groß geht auch bei der Oberbekleidung, Arme lassen sich umkrempeln.

„Natürlich"… Ein überstrapaziertes Wort. Wir haben Produkte in Bioqualität besorgt (für die Kinder ja nur das Beste, natürlich), fanden aber nicht, dass die Mehrkosten im Vergleich zu den 100% baumwollenen Standardprodukten gerechtfertigt waren. Entsprechend haben wir unsere Vorstellung von „natürlich" auf „ohne synthetische Stoffe" zurückgefahren. Baumwolle ist vergleichsweise günstig, haltbar, leicht zu waschen und hautfreundlich, sofern nicht mit irgendeiner toxischen Chemikalie gefärbt. Im Winter sind Schurwollprodukte zu bevorzugen, wenn und wo möglich. Allerdings ist darauf zu achten, dass die Wolle nicht kratzig ist. Ansonsten ist Baumwolle auch hier König. Aber, wie gesagt: 100% ohne Polyester und dergleichen mit Ausnahme der Gummibündchen, Reißverschlüsse usf.

„Praktische" Kinderkleidung ist so beschaffen, dass sie leicht an und auszuziehen ist, bzw. dass sie im Sitz nicht verrutscht. Wir haben von unseren Großeltern ein halbes Dutzend der schönsten Strampelanzüge geschenkt bekommen – zweimal habe ich mir die Mühe gemacht, mein Kindlein in einen himmelblauen Overall zu packen, danach habe ich es aufgegeben. Es ist nicht so, dass die Anzüge nicht allerliebst anzusehen wären. Es ist nur so, dass man dem Baby die Windel sehr regelmäßig wechseln muss. Und das geht mit Strumpfhose und Pullover viel einfacher und schneller – was auch für den Poopser erfreulich ist. Für das Baby macht der schicke Zweiteiler, was den Tragekomfort angeht, keinen Unterschied. Wir haben die Strumpfhose über den Pullover gezogen, um den Druck des Bündchens auf jeden Fall vom Bauch zu nehmen, sodass auch Rollen und Krabbeln kein Problem mehr darstellte. Außerdem mussten wir, wenn es einen Unfall gab, nicht das komplette Outfit wechseln, sondern nur die betroffenen Stücke. Wenn die Kinder größer werden, sind alle Kleidungstücke praktisch, die selbst an- und ausgezogen werden können, leicht waschbar und schnell zu trocknen sind. Praktisch ist auch, wenn sie z.B. nur Buntwäsche mit ihren Kindern haben, also den ganzen schmutz- und grasbefleckten Packen in einer Ladung waschen können.

Auch „ansehnlich" sollte die Kleidung sein, d.h. ansehbar, vorzeigbar, nicht trendig, modisch, extravagant usf. Wir halten es in der Familie mit einfacher, konservativer Kluft, die sowohl für die Arbeit als auch für die Freizeit geeignet ist. Mein Mann trägt Kakis und kariertes Hemd, ich einfache, robuste Kleider. In diesem einfachen Stil kleiden wir auch unsere Kinder. Wir verzichten bewusst auf grelle (Mode-) Farben oder Musterungen, die dem Augen wehtun bzw. epileptische Anfälle verursachen. Gesichter, Bilder, Schriftzüge in Übergröße gibt es bei uns nicht. Wir sind keine wandelnden Litfaßsäulen und wollen das auch nicht sein – Statements machen wir, wenn überhaupt, verbal, nicht optisch. Gedeckte Farben und Schnitte, die sich an die Körperformen anpassen, ergeben einen angenehmen und gepflegten Gesamteindruck, der sowohl auf dem Spielplatz, als auch bei semi-offiziellen Gelegenheiten angemessen ist. Wir tyrannisieren unsere Mitmenschen nicht mit unserer Erscheinung, noch biedern wir uns an.

Sich anständig zu kleiden ist eine Kompetenz, die den Kindern unbedingt beigebracht werden sollte, eine Kompetenz, die in den letzten Jahren und Jahrzehnten immer mehr aus der Gesellschaft verschwunden ist. Der sog. Schlabber-Look zählt heute zur modischen Orthodoxie. Als ich Kind war, hätte man sich in Grund und Boden geschämt in Sportklamotten oder gar in Unterwäsche in die Öffentlichkeit zu gehen. Heute ist das normal. Auch körperliche Entstellungen zu zeigen, gehört heute zum guten Ton. Dabei ist es nicht nur dem Mitmenschen gegenüber unhöflich, selbstverschuldete Hässlichkeit zur Schau zu tragen, es macht auch etwas mit einem selbst. Wenn man nett gekleidet ist, fühlt man sich anders, man agiert anders und wird auch anders behandelt. „Wir Du kommst gegangen, so wirst Du auch empfangen." Gewöhnen Sie Ihre Kinder daran, stets gut und angemessen gekleidet zu sei – aber machen Sie kein großes Aufhebens darum.

Für jedes Wetter gut gerüstet: Zwiebelprinzip

Besser als Spezialklamotten für Regen, Sonnenschein, Schnee und Hagel zu kaufen, ist es, die Kinder im Zwiebelprinzip zu verpacken. Vor allem im Winter spart man sich viel Arbeit, manche Erkältung und teure Anschaffungen. Gute Kinderjacken sind kostspielig und die Kleinen entwachsen ihnen mit atemberaubender Geschwindigkeit. Außerdem ist bei mancher Oberbekleidung problematisch, dass sie entweder zu warm oder zu kalt ist. Man packt die Kinder ordentlich ein. Dann spielen sie im Schnee, ihnen wird heiß, sie öffnen die Jacken und erkälten sich, wenn es schlecht läuft.

Im Winter gibt es bei uns lange Unterwäsche. Darüber normale, leichte Kleidung, Hose und langärmliges Shirt. Wollen die Kinder ins Freie, streifen wir ihnen eine wasserfeste Regenhose (eine Nummer zu groß mit simplen Zugband und innen wattiert) über, sowie einen gestrickten Wollpulli. Bei sehr kalten Graden gibt es noch eine eine großzügig bemessene Schurwolljacke. In Notfall kann man die Ärmel etwas hochkrempeln. Dazu kommen Handschuhe und Wollsocken – bei großer Kälte auch zwei Paar, wobei das hautseitige dünner sein sollte. Wird den Kindern zu heiß, können sie Jacken öffnen oder gar ausziehen – der Wollpulli hält Wind und Kälte noch immer gut ab. Im Herbst ist besagter Wollpulli die Oberbekleidung. Nur wenn es regnet, gibt es eine dünne Wind- und Regenjacke aus Loden darüber. Mützen nie vergessen!

Im Sommer, vor allem aber in der Übergangszeit gilt das Gleiche. Man startet das Spiel im Freien etwas wärmer gekleidet, und entledigt sich dann der überflüssigen Schichten, bzw. fügt diese wieder hinzu.

Schuhe

Schuhe stellen, wenn man ein begrenztes Budget hat, tatsächlich ein Problem dar. Die Anschaffung hochwertiger Produkte ist praktisch unumgänglich. Hochwertig bedeutet freilich nicht gleich teuer. Auf ein gutes Fußbett, eine feste Sohle und solide Verarbeitung ist zu achten. Schuhe sind idealerweise aus echtem Leder, das man mit Wachs imprägnieren sollte. Als Sommerschuhe empfehlen sich Sandalen mit geschlossenem Zehenbereich, um Stöße abzufedern. Winterschuhe sollten in Stiefelform und mit wollener Innenwattierung sein. Toll ist, wenn das Innenfutter herausnehmbar ist.

Gute Schuhe kosten ihr Geld, auch wenn sie nicht notwendig in den preislichen Spitzenklassen rangieren müssen. Wie Unterwäsche gehören sie zu jenen Kleidungsstücke, die man neu kaufen muss. Man kann sie nicht wie etwa Oberbekleidung, vor allem aber Jacken, Mäntel usf., gut gebraucht kaufen. Der Fußabdruck des Kindes prägt den Schuh und verändert das Fußbett irreversibel. Wir haben mit Einlagen herum experimentiert, hatten aber trotzdem kein gutes Gefühl dabei.

Wenn möglich, kann und sollte man seine Kinder im Sommer drinnen und draußen barfuß laufen lassen. Achten Sie darauf, dass Ihr Grundstück frei von gefährlichen Gegenständen ist. Ein spitzer Stein ist kein Problem, eine Glasscherbe oder ein rostiger Nagel dagegen schon.

Wir kaufen Schuhe immer eine, wenn sie eng ausfallen auch eineinhalb Nummern zu groß, sodass unsere schnellwachsenden Kinder wenigstens ein paar Monate darin gehen können. Einlagen oder dicke Socken stabilisieren den Fuß, wenn das nötig ist. Es ist zugegebenermaßen ein wenig frustrierend, mehrfach im Jahr neue Schuhe organisieren zu müssen. Aber Kinder wachsen nun einmal unglaublich schnell und passendes Schuhwerk ist sehr wichtig.

Für den Innenbereich benutzen wir im Winter Filzschuhe mit Ledersohle, im Sommer gehen wir wie gesagt barfuß oder in Strümpfen. Für kleine Kinder auf glatten Böden empfehlen sich Socken mit rutschfester Sohle.

Spielen

Kinderspiele

Spielen ist essentielle Vorbereitung für das Leben. Man hört nie ganz damit auf, wenn auch das körperliche Spiel mehr und mehr zum geistigen wird. Als Kind tobt und rennt man, man kämpft, streitet, erobert, kreiert und zerstört. Als Erwachsener bevorzugt man das Brettspiel mit strikten Regeln, die erlernt werden müssen und deren Anwendung strategisches Denken erfordert. Selbst körperliche Betätigungen wie Fußball oder Tennis beinhalten strategische Momente, während Fangen und Verstecken eher primordiale Instinkte ansprechen.

Das Kinderspiel schult zunächst die haptische und motorische Kompetenz, später den praktischen Umgang mit Dingen und Gegenständen, endlich aber das intellektuelle Verstehen von Funktionsweisen und Wechselbeziehungen. Spielen ist mehr als ein natürliches Ereignis, nein, es ist ein essentielles und existentielles Bedürfnis. Kinder wollen nicht nur spielen, sie müssen es. Tatsächlich kommunizieren meine Söhne das genauso: „Wir *müssen* noch spielen", sagen sie und verschmähen darüber sogar ein Stück frischgebackenen Kuchen – Arbeit geht eben vor.

Im Spiel verarbeiten Kinder ihre Erfahrungen, sie reflektieren über Eindrücke und lernen so die Gefilde ihrer Innerlichkeit, ihres Charakters kennen, bzw. entwickeln ihn. Permanent nehmen sie neue Rollen ein, um auszuprobieren, wie es ist, dieser oder jener zu sein. Sie schauspielern, um sich selbst aus dem Bündel möglicher Daseinsformen herauszufinden. Sie wollen auch entsprechend wahr- und ernstgenommen werden: „Heute bin ich XY." „Ich heiße nicht so, ich bin XY." Richtig grantig können sie werden, wenn man sie mit dem falschen Namen anredet. Respektieren Sie diese Rollen, so seltsam und furchterregend sie manchmal auch sein mögen. Spielen Sie mit. Gehen Sie auf die Rolle ein. Geben Sie dem Kind rollengemäße Aufgaben: Wenn der Kleine ein Bauarbeiter sein will, lassen Sie ihn einen Nagel einschlagen, basteln Sie einen Schutzhelm als Alufolie usf. Fragen Sie nach der Meinung, bitten Sie um Erklärungen – so unterstützen Sie diesen natürlichen Selbstfindungsprozess.

Lassen Sie Kinder Kinder sein. Mischen Sie sich nach Möglichkeit wenig oder gar nicht in ihre Spiele und Spielereien ein. Auf keinen Fall sollten Sie darauf verfallen, den Entertainer zu mimen. Im Krabbelalter erwarten Kinder, dass man sich mit Ihnen beschäftigt. Sobald sie aber selbst in der Lage sind, zu spielen, sollte man sie auch spielen lassen. Ideal ist es natürlich, wenn man die Kinder nahe aneinander bekommt. Unsere Buben sind knapp ein und ein halbes Jahr auseinander. Das hatte viele Vorteile. Mamas Körper war noch voll auf Schwangerschaft eingestellt, was die zweite Geburt extrem erleichtert hat. Sie hat kaum eine Stunde gedauert: Die Hebamme hatte ihre Jacke gerade ausgezogen, da kam er schon. Außerdem hat man noch den Pflegerhythmus im Blut und die ganze Infrastruktur wie Wickelkommode usf. ist in Betrieb. Unseren Zweiten haben wir vom Aufwand her kaum noch gespürt. Er lief einfach so mit. Heute können die beiden herrlich miteinander spielen und sie erziehen sich auch ein gutes Stück weit gegenseitig. Im Sommer verschwinden Sie nach dem Frühstück draußen oder sie spielen in ihrem Zimmer. Wenn ich wage, einzutreten, um nach dem Rechten zu sehen, schicken sie mich erbost fort. Oft störe ich nur noch. Nur abends zum Vorlesen oder zum Versorgen von Wunden und gelegentlichem Trösten bin ich noch gut. Sie werden so schnell groß, die Kleinen. Kaum fängt man an, ihre Anwesenheit so richtig zu genießen, werden sie schon selbstständig. Es ist gut, dass wir bald neuen Nachwuchs bekommen. Wenn alles klappt wieder im Doppelpack.

Spielsachen

Kinder spielen so ziemlich mit allem, was sie in die Händchen bekommen. Gerade wenn sie noch kleiner sind, interessieren sie sich für die kuriosesten Dinge, während sie „richtiges Spielzeug" oft links liegen lassen.

Meiner Erfahrung nach sind die meisten Spielsachen für Erwachsene designt, die dann ihrerseits das Bunte laute oder pädagogisch sehr wertvolle und naturnahe Zeug ihren Kleinen unterzujubeln versuchen. Der Waldorf-Baukotz, die Märchenwolle fielen bei unseren Kids ebenso durch wie die Fisher-Price Werkstatt und diverse Plastikbaumaschinen verschiedener Größe und Funktionalität. Ich behaupte nicht, dass Kinder nicht damit spielen. Aber vielleicht gibt es einen besseren Weg, zum „richtigen Spielzeug" zu kommen.

Ich kann mich erinnern, dass unser Großer bei seinem zweiten Weihnachten die Geschenke der Großeltern verschmähte, aber einen Kartoffelstampfer, den ich meinem Mann geschenkt habe, wochenlang in Beschlag nahm. Ein ausgedienter Wasserkocher begleitete ihn bis zu seinem vierten Lebensjahr. Jetzt türmen sich auf seiner Seite des Zimmer Kisten voller Elektroschrott, aus dem er kunstvolle (manchmal auch furchterregende) Maschinen und Apparaturen konstruiert. Sein Lieblingsspielzeug ist bzw. sind verschiedene Elektroexperimentierkästen. Er vermag damit Erstaunliches zu bauen, das weit über die teils recht komplexen Vorgaben der beigefügten Schaltpläne hinausgeht, indem er die Kästen miteinander kombiniert. Will man ihm eine Freude machen, schenkt man ihm kaputte Elektronik – er wird sie mit Freude demontieren, sezieren und ausweiden. Am Anfang versuchten wir ihn freilich für normale Spielsachen zu begeistern. Aber es half alles nicht. Kabel, Verbindungen, Knöpfe, Schalter, Transformatoren und was nicht alles – das ist seine Welt, seine Passion. Wir fügen uns und die Nachbarschaft ist froh, ihre ausgemusterten Fernseher und Plattenspieler so einfach bei uns loswerden zu können.

Der Kleine ist ganz anders. Als echter Kerl hat er sich erst für Baumaschinen aller Art interessiert, dann für Playmobil Ritter und Piraten – manchmal greift er noch heute darauf zurück. Seine glühende Liebe aber hat Lego gewonnen. Davon kann es nicht genug sein. Er baut und spielt stundenlang damit, so lange, dass es uns manchmal unheimlich wird, weil er darüber die ganze Welt (und das

Essen) vergisst.

Lego bildet auch die Brücke zwischen den Brüdern. Der technikaffine Große kann ebenso etwas mit den bunten Klötzen anfangen wie sein jüngerer Bruder. Nach einer Weile kommen sie ganz natürlich in ein gemeinsames Spielen. Wunderliche Geschichten entspinnen sich, die uns dann bei der nächsten Mahlzeit ausführlich erzählt werden. Das ist schön anzusehen und nimmt einem die Angst vor einer Regenwoche oder dem nächsten Winter.

Was Spielsachen angeht, gibt es noch einen weiteren Aspekt zu berücksichtigen. Durch sie, d.h. durch den Umgang mit ihnen, lernen Kinder mit Eigentum umzugehen, es ein- und wertzuschätzen. Wir leben in einer gefährlichen Welt, wo Dinge ihren natürlichen Wert verloren haben, wo alles ersetzbar und beliebig oft vorhanden ist. Meine Generation hatte weniger Spielzeug. Man hielt das, was man besaß, in Ehren. Die fast fanatische Liebe meiner Mutter zu ihrer Puppe, ihrem einzigen Spielzeug, ist aber auch mir schon fremd. Heute werden die Kleinen mit Spielzeug geradezu überschüttet. Die Unternehmen werden nicht müde, immer neue Produkte und Produktlinien auf den Markt zu werfen. Man kann es ihnen nicht übelnehmen. Sie wollen und müssen ja Profite machen. Trotzdem muss man gerade bei dieser Art blindwütigen Konsums nicht mitmachen. Ein Kind wird nicht glücklicher, wenn es viel besitzt, sondern das Viele überfordert, erdrückt es.

Man ist gut beraten, frühzeitig Dämme zwischen seiner Familie und der Sintflut von Zeug aufzuschütten, die Großeltern, Verwandte, Nachbarn aus falsch verstandener Freundlichkeit über einen hereinbrechen lassen. Geburtstage, Weihnachten, Ostern – jeder Tag scheint Anlass genug zu bieten, die unüberschaubare Masse an Spielzeug und Nippes zu mehren. Je früher sie den Zufluss an „Zeug" kontrollieren, desto besser ist es. Das bedeutet nicht, dass ihre Kleinen nur ein einziges Spielzeug besitzen dürfen. Sie sollen aber lernen, bewusst Eigentum auszuwählen und zu organisieren. Anstatt einen Sermon zu geben, zähle ich hier einfach ein paar Regeln auf, die sich bei uns herausgebildet haben und die gut funktionieren:

1. Spielzeuggeschenke gibt es nur an Weihnachten und am Geburtstag, wobei beim Geburtstag des einen, der andere auch eine Kleinigkeit erhält. Unsere Jungs sind erstaunlich schnell hinter die Rechnung gestiegen: je mehr Kinder, desto mehr „Kleinigkeiten" gibt es. Darum sind alle zufrieden und glücklich, wenn die Mama wieder schwanger ist.

2. Angeschafft wird, was auf einer Wunschliste steht. Über das Jahr hinweg können die Kinder ihre Wünsche nach Lust und Laune hinzufügen. Ein, zwei Wochen vor dem Geburtstag/Weihnachten wird die Liste besprochen (und sehr ernsthaft diskutiert) und der zu Beschenkende kann sich etwas heraussuchen, eine große oder zwei kleinere Sachen. Wir machen sehr klar, dass er genau das bekommen wird, was er sich ausgesucht hat und dass er sich in seiner Wahl besser sicher ist.

Großeltern und Verwandte haben wir entsprechend erzogen. Sie sollen nicht einfach etwas schenken, sondern wenn, sich an die Liste und den Zeitpunkt halten. Wir haben ihnen erklärt, was unsere Beweggründe sind, und man hat uns verstanden und unser Vorgehen gutgeheißen. Trotzdem kam (und kommt) natürlich das Argument: „Aber nur eine Kleinigkeit. Er wünscht es sich ja so sehr!" Da muss man hart und konsequent bleiben. „Nein, Oma, auch keine Kleinigkeit. Bitte! Wenn ihr den Kindern etwas Gutes tun wollt, kommt zu Kaffee und Kuchen vorbei, spielt mit ihnen, lest ihnen vor, erzählt, belehrt sie. Schenkt Erfahrung und Liebe nicht einfach Zeug." Einer der Großväter, ein etwas schrulliger Zeitgenosse, ging mit dieser Angelegenheit besonders gut um. Als wir ihm Geschenkverbot erteilten, zuckte er nur die Schulter und meinte, dann lege er einfach jedes mal einen entsprechenden Betrag auf ein Sparbuch, dass er seinem Enkel an seinen Achtzehnten überreichen wird, wenn er volljährig ist und – er lachte – wir ihm nichts mehr vorenthalten können. Außerdem, fügte er hinzu, habe er eh keine Lust in einen Spielzeugladen zu fahren und

GottweißwasfürMistfürteuerGelddasehnixtaugt
einzuhandeln.

3. Was mutwillig zerstört wurde, wird entweder gar
nicht oder nur mit sehr großer Verzögerung ersetzt.

4. Wir bieten unseren Kinder die Möglichkeit im
Haushalt mitzuarbeiten, um sich etwas dazu zu
verdienen. Mit diesen Beträgen können sie weitere
Sachen kaufen.

Diese Regeln haben wir, wie gesagt, nicht
willkürlich festgesetzt, weil wir es als Erwachsene ja
soviel besser wissen, sondern sie haben sich fast
organisch ergeben – wir haben diese Ordnung
gewissermaßen „gefunden." Ihre Wirkung auf unsere
Kinder, bzw. ihr Umgang mit und ihr Verständnis von
Eigentum ist bemerkenswert: Sie achten auf ihre Sachen,
kümmern sich, halten Ordnung. Aber sie spielen auch in
besonders intensiver Weise. Ihre Fantasie macht aus
dem, was sie haben, das was sie wollen und brauchen.
Sie wünschen sich nicht ein Feuerwehrauto, einen
Bagger, einen Panzer, ein Gewehr – sie bauen und
basteln sich diese Dinge, bzw. benutzten anderes
Spielzeug dafür.

Drinnen und Draußen

Achten Sie darauf, dass Ihre Kinder jeden Tag ins
Freie kommen. Sie müssen Sie aber nicht bei
strömendem Regen oder klirrender Kälte zwingen,
stundenlang draußen zu bleiben. Doch selbst bei
Regenwetter kann man entsprechend angekleidet, eine
gute Weile an der frischen Luft verbringen.
Mein Mann ist mit den Kindern ab dem Tag ihrer
Geburt täglich und bei (fast) jedem Wetter mindestens
zwei Stunden spazieren gegangen. Er hat darauf
bestanden und es mit eiserner Disziplin auch
durchgezogen. Erst mit dem Großen alleine, dann als
sein kleiner Bruder auf der Welt war, mit beiden

gemeinsam, der eine an der Hand, der andere auf dem Arm.

Die Vorteile des Draußenseins muss ich wohl kaum aufzählen. Es ist und macht gesund. In der Antike war eine Leitlinie der Erziehung die „Gewöhnung an Hitze und Kälte." Wir würden heute von körperlicher Abhärtung sprechen, obgleich ich diesen Begriff in diesem Zusammenhang nicht ganz passend finde. „Abhärtung", das klingt, als wäre uns die Umwelt feindselig gesonnen und wir müssten ihr gegenüber hart sein. Ich bevorzuge stattdessen „Anpassung und Gewöhnung an die natürlichen Gegebenheiten." Der Körper soll erleben, erfahren und erlernen wie es ist, mit Hitze, Kälte, Feuchte, Trockenheit usf. umzugehen. Tatsächlich hat der Körper ein Gedächtnis. Starke Schmerzen zum Beispiel vergisst er nie. Wenn wir in eine ähnliche Situation kommen, wie jene, in der wir Schmerzen empfunden haben (etwa beim Zahnarzt), reagiert unser Körper. Uns steht der Schweiß auf der Stirn und wir zittern, obwohl wir *wissen*, dass wir heute nur eine sanfte Zahnreinigung bekommen. Das Körpergedächtnis schulen wir bei unseren Kindern, wenn wir sie mit der natürlichen Umwelt konfrontieren. Es ist wichtig, bei der Erziehung den Körper miteinzubeziehen – immerhin sind wir leibliche Lebewesen, ja, das leibliche Empfinden ist trotz unserer Vernunft und hochgezüchteten Zivilisation das eigentlich dominierende Moment unseres Daseins. Je früher man mit der Witterung in Berührung kommt, desto selbstverständlicher und natürlicher geht der Mensch im Laufe seines Lebens damit um. Es ist eine Unsitte unserer Zeit, dass wir in klimatisierten Räumen leben, die uns dieses natürlichen Erlebnisses berauben. Wir hatten einmal einen Nachbarn, der sich im Sommer ab 24 Grad über die Hitze beschwerte, während er im Winter mindestens 26 Grad in der Wohnung haben musste. Selbstredend sind Klimaanlagen im Kinderzimmer tabu, Ventilatoren sind in niedriger Einstellung in Ordnung, wobei der Zug nicht direkt auf das Kind gerichtet sein darf. Auch ein Überheizen der Räume ist selbstredend zu vermeiden.

Ein häufiges Problem, mit dem man unweigerlich zu tun bekommt, ist der gelegentliche Unwillen der Kleinen nach draußen zu gehen. Manchmal wollen sie einfach den ganzen Tag mit ihren Spielsachen im Zimmer spielen. Ein andermal können sie es gar nicht abwarten, nach draußen zu kommen. Geben Sie den Präferenzen Ihrer Erben ruhig nach, solange sie wenigstens einmal täglich nach draußen kommen. Weder hat es Sinn, sie im Zimmer einzukasteln, noch sie stundenlang wie Schäfchen auf die Weide zu schicken.

Ideal ist, wenn sich auf dem Grundstück ansprechende „Spielorte" befinden. Diese Orte schafft man am Besten mit den Kindern zusammen, sodass sie ein Gefühl für deren Genese bekommen. Ein selbstgebautes Spielhaus ist etwas anderes als ein gekauftes. Andreas hat aus Paletten, die er umsonst bekommen hat, mit unseren beiden ein solches Bauwerk gezimmert. Die Kinder lernten dabei mit Hammer, Nagel, Säge und Akkubohrer umgehen. Der Papa baute mit Unterstützung und nach Vorgaben der späteren Eigentümer, sofern diese Vorgaben nicht allzu sehr von gewissen physikalischen und statischen Erfordernissen abwichen. Das Resultat ist schief und schepps, hält aber. Die Kinder lieben es. Neben ihrem Haus haben sie unter einer Tanne eine Höhle, im Kräutergarten einen Stein als „Labor" und andere Plätze. Unser Grundstück ist einigermaßen eben und zur Hälfte bewaldet. Es misst einen halben Acre, etwa 2000qm – in den USA selbst in dichter besiedelten Regionen entlang Ostküste ein eher kleines(!) Grundstück. Die Größe des Grundstücks erlaubt es den beiden, zu rennen und ihre „Schnellroller" ordentlich auszufahren, ohne dass wir sie je aus den Augen, bzw. den Ohren verlieren. Ein ansprechendes Grundstück mit verschiedenen Orten, Versteckmöglichkeiten, schattigen Plätzchen, Spielgelegenheiten usf. ist für die Kinder interessant und macht es den Erwachsenen leicht, sie auf ein Stündchen oder zwei rauszulocken. Dabei ist nicht die Größe des Grundstücks entscheidend (wobei ein gewisses Maß an Platz hilfreich ist), sondern seine diverse und naturnahe Gestaltung. Toll ist es, wenn sie Beeren, Obstbäume und dergleichen haben, die die Kleinen abernten können. Ein getrimmter Rasen dagegen ist eher langweilig. Beseitigen Sie nach Möglichkeit giftige Pflanzen wie Vogelbeeren, Brennnesseln usf. Vor allem, wenn die Kinder noch kleiner sind, kann es hier leicht zu Unfällen kommen. Das Grundstück sollte naturnah aber eben auch sicher und keine Todesfalle sein.

Charakterbildung und Disziplin

Rotz und Trotz

Eine der größten Herausforderungen für einen Menschen ist die Herausbildung der Gefühle. Die sogenannte Trotzphase ist nichts anderes als emotionaler Wachstumsschmerz. Plötzlich wird das Kind von einer ungeheuren Flut intensiver Empfindungen heimgesucht, die es bis dato nicht kannte. Dieses Überwältigtsein von den eigenen Empfindungen führt zu jenen für die Außenstehenden so sonderbaren, ja furchterregenden Ausbrüchen.

Unser Großer hatte eine ziemlich milde Trotzphase, sein kleinerer Bruder war (und ist) heftiger betroffen. Große Szenen gab es bei beiden nicht. Zu sehr waren sie bereits an die häusliche Disziplin gewöhnt, die Rücksicht auf die Mitbewohner verlangt. Es gibt viele Regeln und Ratschläge, wie man mit diesen emotionalen Eruptionen umgehen soll: Teetrinken, diskutieren, psychologisieren, dem Kind erklären, was mit ihm passiert oder, ein großer Fehler, seinen Stimmungen schlicht nachgeben. Wir sind gut mit Ignorieren gefahren. Wenn der Kleine grundlos jammern, schreien und lamentieren will, wird er auf sein Zimmer geschickt, bis er sich beruhigt hat. Soll er sich dort abdampfen. Vor einem Vulkanausbruch bringt man sich in Sicherheit, man versucht nicht, ihn zu stoppen. Sobald der Hurrikan der Gefühle verebbt, redet man dem Kind freundlich zu, zeigt, dass man nicht böse ist, dass man das im Zorn Gesagte nicht krumm nimmt. Das Kind muss sich der Liebe seiner Eltern stets sicher sein. Ich halte jene Erziehungsstrategien (Strategie - ein Begriff aus der Kriegsführung, als ob wir mit unseren Kindern im Krieg ständen!) für hoch gefährlich, die einerseits gegen die Prügelstrafe wettern, andererseits Liebesentzug als Mittel der Disziplinierung empfehlen. Die Mutter soll, so habe ich in einem Ratgeber einmal lesen müssen, weinen, wenn das Kind etwas Verbotenes getan hat – der Schmerz, der geliebten Mutter weh getan zuhaben, ersetzt den Klaps und die Schelle. Anstatt des Körpers wird der Seele des Kindes Leid zugefügt. Man traumatisiert es. Welch ein Irrsinn. Eine andere Strategie besteht im sog. Belittling (wörtlich übersetzt: Klein machen, demütigen, erniedrigen). Anstatt Erklärung, Strafe und Konsequenz werden dem Kind Verbote mit der Begründung gesetzt, es wäre zu klein, zu dumm usf. Gestraft wird durch Demütigung: Sitzen auf einem Stuhl in der Ecke oder Beleidigungen, Beschimpfungen usf. Furchtbar und ineffizient: Gelingt es einem nämlich nicht, den Willen des Kindes zu brechen – darauf zielt diese Methode ab –, steigert man seinen Trotz und Widerstand gegen die elterliche Autorität nur noch mehr. Beide „Strategien" sollte niemand für sein Kind ernsthaft in Betracht ziehen.

Wir wollen einen selbstbewussten Menschen „bilden", der sowohl in der Lage ist, Autoritäten zu akzeptieren (ohne je ein rückgratloser Opportunist zu werden), als auch sich selbst zu beherrschen und zu disziplinieren.

Zurechtweisen

Ich weiß, wie heikel das Thema Disziplinierung ist, insbesondere die Maßnahme der körperlichen Züchtigung. Der Staat greift mittels Gesetzen in diesen hochsensiblen Bereich ein. In Deutschland ist die körperliche Bestrafung verboten. Das ehrbare Ziel dieses Gesetzes ist, Missbrauch zu bekämpfen. Leider sind Erfolg und Umsetzung zweifelhaft. Denn das Gesetz hält niemanden davon ab, sein Kind zu verprügeln. Es macht lediglich das Verhalten im Nachhinein sanktionierbar. Auf der anderen Seite wird den Eltern ein u.U. sehr wirksames Erziehungswerkzeug aus der Hand genommen: Ich meine den berühmten Klaps, der mehr erschrecken als schmerzen soll. Man verstehe mich bitte nicht falsch. Ich bin strikt dagegen, Kinder zu prügeln. Aber manche Kinder reagieren auf den Schrecken einer Schelle viel besser und schneller als auf andere „psychologische" Strafmittel. Ein Klaps genügt, sie zur Räson zu bringen, ohne dass dadurch körperlicher oder psychischer Schaden angerichtet werden würde. Die gesetzliche Unmöglichkeit, Kinder körperlich zu disziplinieren, kann dagegen zu katastrophalen Folgen führen. Für besonders hoffnungslose Fälle stellt die Pharamindustrie dann großzügig und auf Rezept erhältliche bewusstseinsverändernde Substanzen zur Verfügung. Es ist ja auch leichter und langfristig lukrativer lediglich die Symptome zu unterdrücken, als das Problem ursächlich und effektiv zu bekämpfen, es ist angenehmer in der schönen Lüge zu verharren als der furchtbaren Wahrheit ins Gesicht zu blicken, dass manchmal so etwas simples wie ein Klaps die Rettung hätte sein können. Wie dem auch sei...

Wie diszipliniert man ohne Prügelstrafe? Zunächst mal müssen feste Regeln aufgestellt werden. Diese diktiert man seinem Kind nach Möglichkeit nicht wie die Zehn Gebote, sondern lässt es sie *finden*. Das schließt jedoch gefahrenverhütende Verbote aus: Dieses müssen vorab mit aller Deutlichkeit erklärt werden. Wir lassen unsere Kleinen nicht erst einen Stromschlag erleiden, bevor wir ihnen verbieten, mit der Steckdose zu spielen!

Man lässt das Kind also bewusst einen „Fehler" begehen. Danach straft man natürlich nicht. Der Übeltäter hat ja unwissend gehandelt und Unwissenheit schützt in diesem Fall vor Strafe. Man erklärt das Vergehen: Warum etwas nicht getan werden soll, welche Gründe es hat. („Das Buch war dem Papa sehr lieb. Jetzt wo es zerrissen ist, kann man es nicht mehr lesen. Das ist, wie Du mit Deinem Spielzeug nicht mehr spielen kannst.") Nun folgt die „Bitte", noch ohne Androhung einer Strafe: „Bitte mach das nicht mehr." Wiederholt sich das Ereignis, erklärt man wiederum die Gründe des Tadels mit ernsterem Ton. Man stellt ein direktes „Verbot" auf und führt die „Konsequenzen" eines Verstoßes ruhig und sachlich aus. „Ich verbiete Dir, Dich am Geschirrschrank zu vergreifen! Wenn Du es trotzdem tun solltest, folgt unweigerlich das und das..." Man fragt, bzw. vergewissert sich, dass Verbot und Konsequenz begriffen worden sind. Das Gesetz ist nun in Kraft und man kann beruhigt seiner Wege gehen... Natürlich nicht. Wenn es nur so einfach wäre! Selbstverständlich wird es Verstöße geben. Manche aus Versehen – hier darf man

Gnade vor Recht ergehen lassen. Manchmal wird aber auch ein Verstoß mutwillig begangen, um zu erproben, wie ernst es den Hütern des Rechts wirklich ist. In diesem Fall muss bestraft werden: Ein scharfes Erheben der Stimme (kein Schreien, Schimpfen, Beleidigen usf.), um den Delinquenten die stimmungsverändernde Wirkung seines Tuns anzuzeigen. Dann eine Erklärung des Gesetzesbruchs und der damit verdienten Strafe. Sofortiges Strafen. (Verbot von Videos, kein Dessert, Arrest im Zimmer usf.). Ist die Strafe verbüßt, folgt die Versöhnung – das Schönste für Kind und Eltern. Man rekapituliert noch einmal, was geschehen ist, man fragt, warum gegen das Verbot verstoßen wurde (man wird hier selten eine stimmige Antwort erhalten, es geht aber ohnehin mehr um das Miteinbeziehen des Kindes in den Prozess der Versöhnung und die Reflexion über das eigene Tun), man erklärt das Verbot noch einmal und die neue, ggf. gesteigerte Strafe, die seine Übertretung nach sich ziehen wird. Danach küsst und knuddelt man und genießt Frieden und Erleichterung... bis zum nächsten mal.

Belehren anstatt zu verbieten

Wenn die Kleinen größer werden und ihre Welt entdecken, geraten sie unweigerlich an Grenzen, Grenzen des Könnens, der eigenen Möglichkeiten und von uns gezogene Grenzen. Wir müssen als Eltern die Steckdose verbieten, wir müssen vor der heißen Herdplatte warnen oder davor, die Straße ohne Vor- und Umsicht zu überqueren. Auch wenn sie den CD-Spieler zerlegen oder ein paar Seiten aus einem Buch reißen wollen, ergeben sich...Meinungsverschiedenheiten. Besorgt um die Sicherheit der Kinder auf der einen Seite und den Erhalt unseres Eigentums auf der anderen ist es wichtig, nicht in Extreme zu verfallen. Alles zu verbieten, hat keinen Sinn. Außerdem ist es anstrengend dem kleinen Entdecker die ganze Zeit nachzulaufen, um zu sehen, ob er nicht doch etwas Verbotenes tut. Als Eltern sind wir die Freunde unserer Kinder, nicht deren

Aufseher. Zieht man die Grenzen zu eng, wirkt man zudem der natürlichen Neugier entgegen. Neugier ist etwas Gutes und sollte positiv affirmiert werden. Drehen wir die Perspektive um, sieht es auch nicht besser aus. Antiautoritäre Ansätze erlauben praktisch alles, bzw. lassen es fast straflos durchgehen. Um unser Eigentum zu retten, müssten wir es zumindest zeitweise aus dem Umfeld unserer Kinder entfernen oder seine potentielle Beschädigung in Kauf nehmen. Der antiautoritäre Ansatz, das Laissez-faire, raubt dem Kind die Möglichkeit, Grenzen zu entdecken. Ein gesundes Gespür für Grenzen, für *angemessenes* Verhalten ist aber essentiell, um sich später in der Gesellschaft, die viele sichtbare und noch mehr unsichtbare Grenzen hat, zurechtzufinden. Beide Optionen, alles verbieten oder erlauben, sind in ihren Extremen nicht wirklich gangbar.

Einen guten Mittelweg zwischen Verbot und Freizügigkeit hat uns Andreas Vater gezeigt. Er ist auf einen Satz zu herunterzubrechen: „Anstatt verbieten, lehre die Kinder, wie man richtig mit den Dingen umgeht." Dieser Rat, so simpel er auch erscheinen mag, ist Gold wert. Er hat uns viel Ärger erspart und vielen Gegenständen unserer Haushalts das Leben gerettet.

Hier das konkrete Vorgehen: Sobald das Kind etwas entdeckt hat, mit dem es umgehen möchte und *könnte,* bringt man ihm die korrekte Anwendung bei. Gelingt das, kann unser Entdecker von nun an sicher damit spielen und wir müssen uns keine (großen) Sorgen darum machen; gelingt es nicht, wird das Gefundene ohnehin (für den Augenblick) uninteressant, weil eine unbefriedigende Empfindung mit seiner Benutzung verbunden wird (Scheitern). Unser Großer bedient selbstständig den Computer (Spiele, Videos), er schneidet und schmiert sein eigenes Brot, er macht sich Frühstück, er spült (nicht gut) und räumt das Geschirr und Besteck auch wieder auf. Beide Kinder sind affin für Werkzeuge. Akkubohrer, Hammer, Nagel, Tacker, Säge – alles gefährliche Sachen und ich kann die Flüche förmlich hören, die gegen mich ausgestoßen werden: „Wie kann man nur, wie kann man nur!" Man kann. Man soll auch. Es ist gut, wenn die Kinder frühzeitig lernen, mit Werkzeug umzugehen. Ich habe Bekannte, die nicht einmal mehr in der Lage sind, eine Wand weiß zu streichen oder ein Bild aufzuhängen. Der Anblick eines Hammers versetzt sie in Bestürzung. Sie sagen, sie haben nie gelernt mit ihren Händen zu arbeiten. Sie bezahlen andere dafür. Ich finde das bedauerlich. Wie weit sind wir gekommen, wenn selbst grundlegendste Kompetenzen fehlen? Und wohin soll das führen? Unsere Kinder sollen in der Lage sein, am, im und um das Haus herum zu arbeiten. Vor allem will ich aber, dass sie mit Werkzeugen achtsam und vorsichtig umgehen. Der Papa hat sie ausführlich eingewiesen. Ausführlich hat er auch die Verletzungsgefahr thematisiert. Er war dabei sehr bildlich. Richtige Horrorgeschichten hat er erzählt, die abends im Bett auf Wunsch des Publikums mehrfach wiederholt werden mussten. Etwa von meinem Großvater, einem Förster und Sägewerksbetreiber, der sich einen Finger absägte, damit zum Krankenhaus fuhr, wo sie ihn wieder annähten. Oder von einem ehemaligen Nachbar, der sich den Unterarm zerquetschte.

Es ist erbaulich zu sehen, wie bedächtig und konzertiert vor allem der Kleine Nägel einschlägt. Er hat Respekt vor dem Werkzeug und ist gleichzeitig stolz, es benutzen zu dürfen. Wir haben einen Verbandskasten in Reserve. Tatsächlich haben wir damit gerechnet, dass sich einer der beiden irgendwann richtig weh tut. Aber abgesehen von einem paar Splittern und einer winzigen Schnittverletzung ist nichts passiert. Wir haben an unsere Kinder nicht mehr als sechs Pflasterchen verwenden müssen und dass, obwohl sie mittlerweile aus Paletten richtig gehende Hütten zimmern, diese erweitern, umbauen oder mit Hammer und Brecheisen abreißen (auch das macht Spaß).

Mein Mann arbeitet viel am Haus. Auch in Amerika haben wir uns eine alte Hütte um wenig Geld gekauft, die wir Stück für Stück renovieren. Da das Haus aus Holz ist, fallen natürlich vor allem Holzarbeiten an. Das ist günstig, weil so unsere beiden Söhne kräftig mithelfen können. Sie lernen zu messen (und so nebenbei auch die angelsächsischen Maße) und die

Kreissäge zu benutzen – natürlich unter strengster Aufsicht. Sie lernen Winkel zu schneiden, Löcher zu bohren und alle möglichen anderen Techniken. Am Abend sitzt Andreas mit einem Bierchen und die Jungs mit einem Saft draußen und fachsimpeln über irgendwelche konstruktiven Probleme und mögliche Lösungen. Es ist ein schöner, aber auch amüsanter Anblick. Manchmal glaube ich, die Kinder verstehen bereits mehr von der Thematik als ihr Papa.

Bei aller gebotenen Vorsicht und Ängstlichkeit: Vertrauen Sie Ihren Kindern, vertrauen Sie auf ihre Fähigkeiten, vor allem aber ihre Fähigkeit zu lernen und Verantwortung zu übernehmen. Sie werden nicht enttäuscht werden. Alles, was sie an Unterweisung und Vertrauen investieren, erhalten sie vielfach zurück. Sie stärken Verantwortungsgefühl und Selbstbewusstsein.

Seelenhygiene

Vom Einschlafen und Aufwachen

Schlafen ist extrem wichtig für Kinder. Dabei kommt es auf weit mehr auf die Qualität des Schlafes als auf seine Quantität an. Letztere ergibt sich meist ganz natürlich und sollte nicht forciert werden. Es hat keinen Sinn, ein Kind 10 Stunden lang ins Bett zu legen, wo es dann drei Stunden wachliegt, weil es nicht müde ist. Man muss einen guten Rhythmus finden oder ihn erzeugen: Es ist ein schmaler Grat zwischen den individuellen Ruhebedürfnissen des Kindes und der Schlafroutine des Haushalts. Aber fangen wir am Anfang an.

Neugeborene und Säuglinge schlafen sehr viel und sehr tief. Doch auch sie können gestört werden, was ihnen nahe geht und großen Zorn hervorruft. Achten Sie darauf, dass der Säugling ungestört schlafen kann – ungestört von Straßenlärm, von Haushaltsgeräuschen, dem Spiel seiner Geschwister. Wir haben uns beim Ersten bis etwa zwei Wochen nach der Geburt an seinen chaotischen Rhythmus angepasst, chaotisch, weil er eben noch keinen Rhythmus hatte. In Mamas Bauch ist es immer Nacht. Danach haben wir mit dem Schlaftraining begonnen. Es ist wichtig, dass die Eltern recht bald wieder eine einigermaßen ausgedehnte Nachtschlafperiode genießen können, sonst wird der Alltag die reinste Hölle.

Häufig wecken sich Säuglinge selbst, indem sie unkontrollierte Bewegungen ausführen. Verwenden Sie daher einen ausreichend dimensionierten *Schlafsack*, um unabsichtliches Aufdecken zu verhindern und die Bewegungsfreiheit dezent einzuschränken.

Schlaftraining bedeutet, dass das Kind in der Nacht immer zur gleichen Zeit hingelegt wird. Zuvor wird freilich noch gegessen und die Windel gewechselt. Alles bei gedämpftem Licht.

Wacht es in der Nacht auf, wird es nur minimal versorgt, d.h. gestillt oder gewickelt und dann sogleich wieder hingelegt. Man lässt es zudem eine kleine Weile schreien, bevor man es nimmt – jede Nacht ein klein wenig mehr. Das Kind „merkt" dann, dass sein Schreien einen abnehmenden Effekt hat und reduziert dementsprechend seine Kraftanstrengungen. Nach etwa zwei, drei Tagen „versteht" der Säugling allmählich, dass in der Nacht geschlafen wird. Er wird dann weniger häufig aufwachen, dafür aber tagsüber längere Wachphasen haben – genau das wollen wir ja auch.

Das Thema der korrekten *Schlafposition* bei Säuglingen, die sich noch nicht selbst in eine angenehme Lage drehen können, ist viel diskutiert worden und leider noch immer ohne Lösung. Es gibt, grob gesagt, zwei Fraktionen. Die einen bevorzugen eine Bauchlage, die anderen eine Rückenlage. Wie eine wiederkehrende Modeerscheinung wechseln sich die beiden Meinungen von Generation zu Generation ab. In meiner Jugend legte man die Kindlein auf den Bauch. Man begründete dieses Vorgehen mit der Erstickungsgefahr, falls die Kinder im Schlaf aufstoßen oder sich erbrechen, was ja wirklich vorkommt. Heutzutage scheint die Rückenlage in Mode zu sein. Das plausible Argument hierfür lautet, dass ein Kind aus Versehen sein Köpfchen ins Kissen drücken und daran ersticken könnte. Wie dem auch sei, ob Bauch oder Rücken – Ihr Kind ist im Bettchen in Lebensgefahr… Nein, bitte. Lassen Sie sich ja nicht verrückt machen. Legen Sie Ihr Kleines so, wie Sie es für angebracht halten und wie es bequem für das Kind ist. Wenn es sich auf dem Rücken liegend erbrechen sollte, wird es furchtbar schreien. Wenn es auf dem Bauch liegend in der Lage ist, sein Gesichtchen ins Kissen zu drehen, kann es den Kopf auch wieder zurückbewegen. Wenn Sie aber auf Nummer sicher gehen wollen, legen Sie es auf den Rücken, wobei Sie eine Seite mit einem Kissen hochlagern, sodass das Köpfchen sich etwas zur Seite neigt. Legen Sie es nicht komplett auf die Seite, da es sich von dort aus in eine Bauchlage bringen könnte. Das Ganze sieht aus wie eine schlampige stabile Seitenlage, wie aus dem Kurs „Lebensrettende Sofortmaßnahmen" geläufig. Ihr Kind kann sich nun nicht mehr auf den Bauch rollen. Sollte es sich erbrechen, wird das Erbrochene zu einem Großteil zuerst in den Backenbereich laufen, sodass es (1) noch Luft bekommt und (2) schreien kann. Wechseln Sie von Schlafperiode zu Schlafperiode die je hochgelegte Seite.

Kleinkinder haben normalerweise keine Probleme mit dem Schlafen, sofern man sich an ein paar *Grundregeln* hält. Dazu gehört, dass man eine, besser zwei Stunden vor dem Schlafengehen nichts mehr Schweres isst, vor allem nichts mehr Süßes. Auch auf die „orthodoxen" Betthupferl wie Milch mit Honig oder Banane würde ich verzichten. Wenn der Hunger aber gar zu arg ist, sollte zur Banane gegriffen werden. Sie ist ein idealer Snack. Der in ihr enthaltenen Mix aus Nährstoffen wirkt nachweislich entspannend und unterstützt so den ruhigen Schlaf. Besser ist aber, man verzichtet. Das „Nachtmahl" fördert nur die schlechte Angewohnheit vor dem Zubettgehen noch etwas zu sich zu nehmen.

Eine angenehme, entspannende *Atmosphäre* sowie feste Rituale helfen beim Einschlafen. Je näher die Bettzeit kommt, desto dunkler und stiller sollte auch das Zimmer sein. Das Umfeld soll helfen, die Kinder sanft in den Müde-Modus überzuleiten. Sie sollten jetzt nur noch still spielen oder zuhören, wenn man mit leiser, gleichmäßiger Stimme etwas vorliest, ein Liedchen anstimmt oder ein Gebet spricht. Sind die Kinder größer kann man ihnen durchaus erlauben, selbst noch etwas bei geringer Beleuchtung zu lesen, bzw. anzusehen.

Wichtig ist, dass man sich an *feste Zeiten* hält. Jeden Tag – auch am Wochenende – sollte man zur gleichen Zeit mit den Kindern aufstehen und zu Bett gehen, ganz gleich wie der Tag oder die Nacht war. So bildet man einen Rhythmus aus. Der Leib gewöhnt sich an ihn und wird ganz automatisch ohne Wecker zur gleichen Zeit erwachen, bzw. müde werden. Ideal ist es, wenn man sich an einen gemeinsamen Rhythmus gewöhnt. Normalerweise steht der Mensch mit der Sonne auf und geht mit ihr ins Bett. Heute erlauben oder zwingen uns, ganz wie man es sehen will, künstliche Beleuchtung und Verdunkelung diesen natürlichen Rhythmus zu verlassen. Wir stehen etwas später auf und gehen etwas später zu Bett. Es ist für viele Erwachsene nicht unüblich bis nach Mitternacht aufzubleiben. Auch von Kindern hört man Dergleichen. Ich will das übrigens nicht verdammen oder verurteilen. Wenn ein Kind von Mitternacht bis neun Uhr morgens gut und ruhig schläft, dann ist das halt so. Probleme gibt es nur, wenn andere Erfordernisse wie Schule, Kindergarten usf. mit in die Rechnung aufgenommen werden müssen. In diesem Fall muss man sich anpassen. Als wir noch in Deutschland lebten, haben wir viele Schulkinder gesehen, die teils sehr düstere Augenringe hatten und am Nachmittag gelinde gesagt fertig mit der Welt waren. Das ist ein unerfreulicher und beklagenswerter Anblick, der wohl auch auf einen unpassenden Schlafrhythmus zurückzuführen ist und einer von vielen Gründen, warum wir uns entschieden haben, unsere Kinder zumindest die erste Zeit zuhause zu unterrichten, nach ihren Bedürfnissen, Fähigkeiten, Interessen, in ihrem Tempo, mit einem ihrem Wollen und Können angepassten Pensum – mehr davon später.

Hartes Aufwachen sollte man vermeiden. Ich meine damit den schellenden Wecker, der einem einen halben Herzinfarkt beschert. Der Übergang vom Schlafen zum Wachsein sollte ebenso sanft vor sich gehen wie umgekehrt. Monotone Geräusche, selbst wenn sie halbwegs „ohrenfreundlich" sind, funktionieren zudem nicht bei allen Menschen. Manch einer gewöhnt sich daran und schläft einfach weiter. Andreas hat einmal mit sehr sanfter klassischer Musik experimentiert – man kann sich die Resultate dieses Experiments gewiss ausdenken. Mit den Kinder machen wir es so: Wir betreten leise, aber nicht geräuschlos das Zimmer. Ideal ist es natürlich, wenn am Abend zuvor aufgeräumt, dann tritt nicht in irgendwelche Spielsachen und der folgende Wut- und Schmerzensschrei muss nicht zum Weckruf werden. Nun öffnen wir das gekippte oder einen spaltweit offene Fenster ganz, sodass frische Luft, vor allem aber die Außengeräusche und Licht verstärkt hereindringen. Die Kinder wachen zu diesem Zeitpunkt langsam auf. Wir gehen nun an ihre Bettchen und massieren sie ein wenig, reden ihnen gut zu, stellen Fragen, etwa, was sie zum Frühstück wollen, was sie geträumt haben, ob sie sich auf ein wichtiges Ereignis freuen usf. Die Massage beginnt wohlig am Rücken, wandert dann unter das Kinn, an die Flanken bis schließlich mit großem Gelächter die Füßchen an der Reihe sind – eine sanfte Kitzelattacke macht selbst den müdesten Krieger munter.

Andere haben andere Rituale des Einschlafens und Aufwachens. Das ist auch gut so. Was immer für Sie funktioniert ist angemessen. Wichtig ist, es jeden Tag auf die gleiche Weise zu tun.

Abendstunden

Ein Tag bringt Abenteuer, Ablenkungen, Aufregungen. Oft ist die Familie nicht zusammen. Und selbst, wenn alle zuhause sind, kommt es vor, dass jeder seine eigenen Dinge zu tun hat. Gemeinsame Zeit ist jedoch wichtig. Dabei kommt es gar nicht so sehr auf die Quantität, als auf die Qualität an. Quality time, sagen die Amerikaner. Dass heißt aber aber nicht, dass fünf gute Minuten, die man mit den Kindern oder dem Partner verbringt, ausreichend sind, selbst wenn es fünf gute und intensive Minuten sind.

Als wir auswanderten, d.h. als wir ausgewandert waren und uns in einer ganz fremden Umgebung einleben mussten, habe ich eine sehr spezielle und wertvolle Erfahrung gemacht. Tagsüber war alles soweit in schöner Ordnung. Die Kinder spielten und lernten ihre neue Heimat kennen, mein Mann war auf Häusersuche, auf Jobsuche, auf Autosuche und/oder mit der leidigen Bürokratie beschäftigt. Mir fiel jedoch bald auf, dass mit den Kindern irgendetwas nicht ganz stimmte. Sie zeigten es nicht offen und sie sprachen nicht darüber, aber ich hatte eine Ahnung… Sie verarbeiteten gerade den großen Umzug. Der Kleine spielte stundenlang ganz still für sich. Er schien zufrieden und lachte, aber er war etwas introvertierter als sonst, etwas zurückhaltender. Der Große zeigte eine vermeintlich grundlose, phasenweise auftretende Traurigkeit. Wir mussten handeln.

Kinder sind sensibel, oft weit sensibler als

Erwachsene, die das Leben schon abgebrüht und abhärtet hat – ich möchte nicht sagen: abgestumpft, obwohl leider auch das gelegentlich zutrifft. Am Abend setzte ich mich zu meinen Söhnen. Ich versuchte mit ihnen, *über ihre Gefühle zu sprechen.* Aber Kindern fehlt oft der Wortschatz dazu. Sie können einfach nicht in Worte fassen, was sie bedrückt. Man braucht hier viel Zeit und Geduld. Eine halbe Stunde, eine ganze Stunde. Ich fragte sie nicht aus. Es war kein Verhör. Sie hätten ohnehin nicht zugegeben, dass es ihnen nicht gut geht. Später stellte sich heraus, dass sie uns richtiggehend in Schutz nehmen wollten, da sie mehr als wir selbst den Druck spürten, der auch auf uns lastete. Ich führte viele behutsame Gespräche. Dass meine Kinder etwas auf dem Herzen hatten, merkte ich, weil beide gar nicht wollten, dass ich gehe – sonst schickten sie mich nach einer Weile recht grob weg, weil sie einander noch erzählen oder ihre Bücher durchblättern wollten; ich störe da nur. Erstaunlich hilfreich war, einen Mittler einzuschalten. Pucki, der Vogel. Ihm vertrauten sie an, was Sie vor uns geheimzuhalten suchten. Dass es ihnen in Amerika nicht gefalle. Dass sie ihre Zimmer vermissten, ihre Spielsachen (die sich noch im Umzugscontainer auf hoher See befanden), die liebe Nachbarin, die Spielplätze, all die vertrauten Orte und so vieles mehr. Sie hatten Heimweh. Dass simple Erzählen und Umschreiben ihrer Empfindungen hat ihnen unglaublich geholfen und nach ein paar Wochen waren sie wieder auf der Höhe.

Manchmal fällt es Kindern schwer oder sie schämen sich, ihre wahren Gefühle vor den Eltern zu formulieren. Anderen Wesen aber, ihren Stofftieren etwa, vertrauen sie ihre tiefsten Empfindungen gerne an. Ich habe immer so getan, als ob ich schliefe. Dann kam an meiner statt Pucki. Er hat sich mit unseren Jungs unterhalten. Zwar hatte er die Stimme der Mama, aber er musste ja in Menschensprache sprechen. Daher „lieh" er sich die Stimme der schlafenden Mama. Pucki wird manchmal heute noch gerufen. Zwar kaum noch, um über Vergangenes und Schmerzliches zu sprechen – jetzt wird über Wünsche gesprochen, über Dinge, die man ausprobieren möchte, über die Zukunft, über Abenteuer usf.

Nehmen Sie sich für jedes Ihrer Kinder *am Abend genügend Zeit*. *Vorlesen* ist schön und wichtig, aber reden, schwatzen, sich *„von der Seele reden"* auch. Lassen Sie Ihre Kinder erzählen, fragen Sie und erzählen Sie auch von sich, von Ihren Empfindungen und Erfahrungen. Sie müssen freilich kein Gespräch erzwingen. Oft liegt einfach nichts an. Manchmal wollen die Kinder auch nicht reden, gerade wenn die Eindrücke von etwas noch neu und überwältigend sind. Forcieren Sie es also nicht. Bieten Sie, z.B. nach dem Vorlesen, eine *Zeit des Redens und Austauschens* an. Auch wenn Ihnen etwas auf dem Herzen liegt, teilen Sie das Ihren Kinder gerne in altersgerechter Weise mit. Sie zeigen damit nicht nur, dass Sie sie als vollwertige Gesprächspartner ansehen, sondern Sie lehren sie auch, selbst Gefühle zu formulieren und zum Ausdruck zu bringen. Jede Stunde oder halbe Stunde, die Sie am Abend mit Ihren Kindern verbringen, wird Ihnen vielfach zurückgezahlt werden. Sie lernen Ihre Kinder in einer besonderen und intimen Weise kennen und geben ihnen die Möglichkeit, auch Sie in einer vertrauten Weise kennenzulernen. Es gibt leider viele Eltern, die Ihre Kinder nicht kennen und dann überrascht sind, wenn diese ganz plötzlich und ohne Vorwarnung Dinge tun oder Entscheidungen treffen, die... Sie wissen schon. Und umgedreht leiden viele Erwachsene in ihrem späteren Leben an einer Leere, einer inneren Ungewissheit, weil sie sich ihren Eltern nie wirklich nahe und vertraut gefühlt haben. Sie wurden versorgt und gefördert, sicher. Aber was nützt das alles, wenn die Liebe fehlt?

Eine leider vergessene Methode, um die Seelenstimmung des Kindes im Gleichgewicht zu halten, ist die Förderung und Bestärkung des Glaubens an Schutzgeister, Schutzengel, einen Vatergott usf. Der Glaube an solche übernatürlichen Wesen gibt dem Kind die Sicherheit, dass es beschützt ist. Das abendliche Beten ist zudem eine gute Möglichkeit, den Tag Revue passieren zu lassen, herauszubekommen, was dem Kind gefallen hat und welche Sorgen es hatte. Am Anfang beten Sie freilich noch vor, das Kind spricht Ihnen nach. Später aber erzählen die Kinder betend selber, was sie erlebt haben, was ihnen gefallen hat, was sie wünschen und fürchten – oder sie machen Späße, ja, auch das.

Einschlafrituale geben dem Kind ein Gefühl von Sicherheit. Sie stärken das Urvertrauen. Durch die Nähe der Mutter fühlt sich das Kind geborgen. Sie beflügeln zudem die Phantasie des Kindes und wirken sich positiv auf die Intelligenzentwicklung aus. Wichtig ist, dass es jeden Tag und immer zur selben Zeit die gleichen Rituale gibt.

Ich habe am Anfang drei Gedichte aufgesagt – und dabei das Baby / Kind mit einbezogen. Also gestreichelt, gekitzelt oder geneckt, da, wo es zum Gedicht gepasst hat. Sie werden überrascht sein, mit wie viel Aufmerksamkeit Ihnen schon Babys bei diesem Vorgehen lauschen. Nach den Gedichten kam ein Schlafbilderbuch, danach Schlaflieder. Mit dem Alter des Kindes wandeln sich auch die Gedichte, die Buchwünsche und die Lieder.

Medien/ gefilterte Wahrnehmung

Bewusstsein und Gedächtnis des Menschen sind wie ein Schwamm. Alles wird aufgenommen, gespeichert und verarbeitet, wenn dieser Vorgang auch über weite Strecken völlig unbewusst vor sich geht. Jeder kennt das, dieser Duft, der einem ganz unvermittelt in die Nase steigt, ein Duft, den man aus der Kindheit kennt. Oder man erinnert sich plötzlich an etwas, ein Bild, eine Szene, ein Geräusch, dessen Ursprung dreißig, vierzig Jahre in der Vergangenheit liegt und das scheinbar ohne Zusammenhang mit etwas anderem im Gedächtnis gespeichert wurde.

Dass uns Erinnerungen und Erfahrungen prägen, ist kein Geheimnis. Wie tief diese Prägung allerdings geht, darüber scheiden sich die Geister. Ist der Mensch, sein Wesen, sein Charakter, seine Innerlichkeit, seine Identität, reines Produkt der gesellschaftlichen

Verhältnisse, in denen er aufwächst? So lautet der radikal-sozialistische Ansatz, der die Seele als „Tabula Rasa", als unbeschriebene Tafel betrachtet. Oder ist der Mensch vollständig prädeterminiert und entwickelt sich trotz und entgegen externer Beeinflussung zu dem, was in ihm angelegt ist, etwa wie ein Weizenkorn zwangsläufig eine Weizenähre hervorbringen muss? Um diese Fragen einigermaßen beantworten zu können, muss man einen Blick auf die Arbeitsweise unseres Bewusstseins werfen.

Die sinnliche und intellektuelle Wahrnehmung füttert unser Bewusstsein mit Inhalten, die es verarbeiten kann. Unserem Bewusstsein vorgeschaltet ist eine Art Filter, der die Flut von Reizen, die in jedem Augenblick auf unser Sensorium einwirken, auf ein für unseren Verstand verträgliches Maß reduziert. Die Reizreduktion ist notwendig, um so etwas wie einen inneren Freiraum zu schaffen, in welchem unsere „langsame" Vernunft agieren, d.h. planvoll denken und verarbeiten kann – ein Vorgang der äußerste Konzentration und *Besinnung* verlangt. Wer sich für das Thema „Mensch" interessiert, kann die verständlich geschriebene und noch heute maßgebende Anthropologie von Arnold Gehlen mit dem gleichnamigen Titel „Der Mensch" lesen.

Der Bewusstseinsfilter arbeitet keineswegs zufällig. Er hat eine gewisse Körnung, die „wichtige" von „unwichtigen" Eindrücken scheiden soll. Wichtige Eindrücke sind solche, die Gefahren oder Chancen für das körperliche Dasein implizieren. Unser Filter weiß weiterhin nichts von Zivilisation und Technologie: Er ist ein Bestandteil des Körpers und geht von einer Existenz in einer Art Urzustand aus. Das Ziel aller Körperfunktionen und so auch seines ist der Erhalt und die Weitergabe des Lebens. Wenn wir Blut spenden und uns eine Spritze in den Arm setzen lassen, wird unser Körper versuchen, die entstandene Wunde zu schließen – wir können ihn nicht davon überzeugen, fünf Minuten zu warten. Wenn wir die Spritze sich unserem Arm nähern sehen, wird uns ein wenig mulmig zumute, sofern wir nicht bereits daran gewöhnt sind – unser Instinkt „weiß" nicht, dass wir nicht in Gefahr sind. Er reagiert automatisch auf den Anblick der Spritze. Und so reagiert auch unser Urinstinkt automatisch, reagiert gemäß den Eindrücken, die unser Filter in unser Bewusstsein lässt.

Laute Geräusche, große Höhe, grelle Farben usf. implizieren Gefahren und sind daher Eindrücke, die leicht Eingang in unser Bewusstsein finden. Die rote Ampel, Blaulicht und Martinshorn, die Militärkapelle usf. sind Beispiele für den bewussten Einsatz primordialer Reize. Wer einmal einen Actionfilm angesehen hat, weiß um die betäubende Wirkung von Lärm, schnellen Bildwechseln, Explosionen usf. Das Übermaß an „lauten" Eindrücken überfordert unseren Filter – unser Bewusstsein blockiert, wir sind vom Geschehen auf dem Bildschirm „gebannt". Ähnliches geschieht, wenn wir schöne Menschen sehen – wir erblicken darin z.B. potentielle, gesunde Partner, mit denen wir viele gesunde Kinder haben können. Ihr Anblick macht uns glücklich – eine natürliche Reaktion, die z.B. in der Werbung schamlos eingesetzt wird.

Ein letzter Punkt zu dieser Theorie: Unser Filter ist nicht starr. Er ist anpassungsfähig. Wir können ihn z.B. durch regelmäßige Überreizung gegen bestimmte Eindrücke abstumpfen lassen. Wäre das nicht der Fall, könnte niemand in einer Großstadt mit ihren vielfältigen Reizen leben. Tatsächlich empfinden Landeier den Besuch einer Großstadt als stressig. Am Abend nach einem Stadtbummel sind sie richtiggehend müde, ja erschöpft, ausgebrannt, während ein an ein Leben im Gewimmel gewöhnter Mensch völlig ruhig und entspannt bleibt. Jener empfindet dagegen einen durch Reizmangel empfundenen „Stress", wenn er einen Tagesurlaub auf dem Land macht. Bleibt das Landei länger in der City oder der Stadtmensch länger in der Provinz gewöhnen sie sich nach kurzer Zeit an das neue Reiz-Umfeld.

Bei der Erziehung ist es wichtig, diesen Bewusstseinsfilter zu schonen, bis das „dahinterliegende" Bewusstsein gereift und gehärtet ist. Wie man laute Geräusche vom Kinderohr fernhält, wie man das noch reizträge Auge des Neugeborenen vor Blitzlicht schützt, so darf auch der Reizfilter des Kindes nicht über das Maß hinaus belastet werden, da sonst Minderungen im Denkvermögen (Intelligenz), Bewusstseins- und Verhaltensstörungen eintreten können.

Ich weiß natürlich, dass wir in einer reizüberfluteten Welt leben und mir ist auch bewusst, dass wir über viele dieser Geräusche, Lichter, Informationen gar keine Kontrolle mehr haben. Wir sind ihnen schutzlos ausgeliefert. Trotzdem können wir unsere Kinder vor gewissen Beeinflussungen bewahren, bis ihr Bewusstsein soweit gefestigt ist, dass es mit den Einwirkungen durch die Umwelt besser umgehen kann, sie besser filtern kann.

Was in den ersten (wir fanden vier angemessen) Lebensjahren absolut tabu ist, ist Fernsehen in allen Varianten. Nicht nur im Kinderzimmer, im ganzen Haushalt hat der Flimmerkasten nichts verloren. Selbst sogenannte „gute" Sendungen, die es wirklich gibt, sind dem Kind vorzuenthalten – nicht, weil mit den Sendungen etwas nicht in Ordnung wäre, nein, das Medium selbst, das zeigt und spricht, das ständig die Perspektive wechselt und einen breiten Strom an optischen, intellektuellen und auditiven Signalen sendet, die das kindliche Aufnahmevermögen hoffnungslos überfordern, ist das Problem. Die Überforderung lässt sich daran ersehen, wie die Kinder mit offenem Mund und offenem Auge wie in Trance auf den Bildschirm starren – dass hier etwas nicht richtig ist, ist...augenfällig. Weiterhin können Schlaf- und Konzentrationsstörungen auftreten. Wir haben unseren Kindern mit vier Jahren erlaubt, am Abend „Videozeit" zu machen. Angefangen haben wir mit 5 Minuten und uns dann langsam auf 30 gesteigert. Mehr ist nicht nötig. Wir sehen uns dann am Computer DVDs oder auf You-Tube Lieder, Kindersendungen usf. an. Die Lautstärke ist mäßig eingestellt, der Bildschirm hat 15 Zoll im Durchmesser. Kein HD, kein Dolby-Surround und dergleichen Späße. Die Videos durften am Anfang nur langsame Bildwechsel und keine zu grellen Farben haben. Vor allem auf You-Tube gibt es ganz phantastische Kinderkanäle. Mit zunehmendem Alter und Medienkompetenz haben wir unseren Kindern dann immer weitergehende Freiheiten eingeräumt, ihr eigenes Programm zu wählen. Heute entscheiden sie ganz alleine, wir können ihnen vertrauen.

Ganz weltfremd sind wir freilich nicht. Bei uns gibt es nicht nur Holzklötze und Müsli. Unterhaltung ist durchaus angesagt und auch Konsum ist nicht verkehrt, solange der Konsument ihn kontrolliert und genießen kann. Unser Zweiter liebt Lego Ninjago. Er will sich in seiner Videozeit neuerdings Reviews von neuen Bausätzen ansehen. Wir lassen ihn, warum auch nicht?

Smartphones gibt es in unserer Familie überhaupt nicht. Wir Erwachsene brauchen sie schlichtweg nicht. Uns genügt ein „altmodisches" Mobiltelefon – wir benutzen es zum Telefonieren. Die Reizüberflutung und Inbeschlagnahme des Bewusstseins durch ein Medium ist beim Smartphone im Vergleich zum Fernseher unendlich potenziert. Der Fernseher versetzt den Betrachter schlimmstenfalls in einen Zustand betäubter Passivität. Man lässt sich berieseln. Aber nach ein paar Minuten oder Stunden, je nach Übung und Gewöhnung, wird das Medium von selbst uninteressant. Man überwindet sich endlich doch und schaltet ab, nachdem man noch fünfmal durch alle Sender gezappt hat. Ich erinnere mich noch an jene dunklen Zeiten, in denen unser Wohnzimmer so ein schwarzes Ungetüm beherbergte. Smartphone und Computer verlangen regelmäßige Interaktion, was dem Sensorium Aktivität vortäuscht. Darum kann man es mit dem Smartphone weit länger aushalten als mit dem TV und dabei eine noch weit sinnlosere Reizflut über sich ergehen lassen. Es gibt Menschen, die am Abend drei-vier Stunden Katzenvideos oder Fail-Compilations auf ihrem Smartphone oder Computer ansehen können – ein vergleichbares Fernsehprogramm wäre undenkbar. Aber das ständige Auswählen von neuen Videos gaukelt dem Bewusstsein Tätigkeit vor, verhindert dadurch Langeweile und ermöglicht so das Sensorium mit einer Unmenge an Müll vollzustopfen.

Sobald Sie Kinder im Haus haben, verabschieden Sie sich auf jeden Fall vom TV und wenn möglich auch vom Smartphone. Es mag Ihnen am Anfang schwer fallen, aber die Mühe lohnt sich. Wenn Sie auf das Smartphone nicht verzichten können (z.B. wegen Ihrem Beruf), verstecken Sie es vor den Kindern. Wie Sie nie vor Ihren Kinder rauchen würden, so sollten Sie auch nie das Smartphone in deren Anwesenheit benutzen. Nach ein paar Tagen werden Sie die neu gewonnene Freiheit genießen lernen und sich über jene Menschen wundern, die ihr kostbares Leben in dieser wundervollen und interessanten Welt auf die paar Quadratzentimeter eines Bildschirms beschränken. Von der Gefährlichkeit der Strahlung brauche ich wohl gar nicht erst anzufangen, das hat sich ja mittlerweile herumgesprochen. Betrachten Sie Smartphones und Konsorten als geladene Waffen, Giftköder, Zigaretten usf. – halten Sie sie möglichst weit entfernt von Ihren Kindern. Meiden Sie nach Möglichkeit Orte, wo andere diese Technologie benutzen, bzw. von ihr benutzt werden. Das mag radikal klingen, ist aber verständig, wenn man darüber nachdenkt und es in Perspektive setzt. Nur weil alle Welt etwas tut, heißt das nicht, dass es auch in Ordnung ist. Im 19. Jahrhundert hat man sich mit Arsen gefärbte Tapete in die Wohnung geklebt, obwohl recht bald eine Verbindung zwischen sonderbaren Krankheits- und Todesfällen und der Anwesenheit der schönen grünen Tapete festgestellt wurde. Damals hätte ich Ihnen zu einer nicht-grünen Tapete geraten, ein radikaler Ratschlag, ganz gegen Mode und Gepflogenheiten jener Zeit. Ein anderes Beispiel, weil wir gerade dabei sind: McDonalds ist die größte Restaurantkette der Welt – die dort angebotenen Mahlzeiten sind gesundheitsschädlich, überteuert und ehrlich gesagt widerlich in Anblick und Geschmack. Trotzdem gehen Tag für Tag Millionen Menschen (auch Kinder!) dort essen. Also, haben Sie Mut gegen den Strom zu schwimmen und nicht jeden Quatsch mitzumachen – Ihr Kind wird es Ihnen danken.

Natürlich aufwachsen, bedeutet nach Möglichkeit frei von bevormundender und determinierender Technologie bleiben, wo dies möglich und praktikabel ist. In die Steinzeit können und müssen wir freilich nicht zurückkreisen. Die Phantasie und darin das

Denkvermögen entwickelt sich aus dem Menschen selbst durch Interaktion mit einer Umwelt, die gestaltbar ist. Moderne Medien imitieren und limitieren diese Gestaltungsmöglichkeiten. Man kann mit einem Smartphone zwar interagieren aber eben nur soweit, wie die jeweiligen Programme dies zulassen. Der Geist eines Kindes kennt dagegen keinerlei Limitationen: Ein simpler Stein kann Baumaterial, Raumschiff, Lebewesen, Mensch, Wurfgeschoss, etwas zu essen usf. sein. Ein Stock kann als Schwert, Gewehr, Werkzeug usf. dienen. Je offener und indeterminierter das Spielzeug, desto größere Möglichkeiten bieten sich für die Phantasie des Kindes. Aus diesem Grund lehne ich auch Waldorf- oder Montessorispielsachen ab. Sie sollen den Geist des Kindes auf spezielle Fähigkeiten (Mathematik und Logik bei Montessori) oder eine bestimmte Weltanschauung (Anthroposophie bei Waldorf) hin konditionieren. Lassen Sie das Kind spielen, womit es will. Es wird recht bald eigene Interessen zeigen, und Sie sollten diese Interessen unterstützen. Sicherlich wird Ihr Kind irgendwann einmal auch am Computer spielen wollen. Daran ist nichts Schlechtes. Lassen Sie es zu. Nach ein paar Tagen wird es etwas anderes spannend und interessant finden. Je weniger Sie in diese Prozesse eingreifen, desto besser ist es. Schaffen Sie ein Umfeld, in dem bestimmte, übermäßig gefährliche Technologien nicht oder nur spärlich vorhanden sind, damit Sie nicht hart eingreifen müssen, wenn das Smartphone etwa von Ihrem Kind Besitz ergriffen hat. Ich weiß, es ist ein schmaler Grat...

Als wir in den USA angekommen sind, haben wir zwecks Häusersuche einen Trip nach Maine gemacht. Wir fuhren an einem Fluss entlang, in dessen Mitte eine winzige Insel lag. Auf dieser stand eine kleine Hütte, ein Boot trieb an einem maroden Steg. Die Hütte war bewohnt – Rauch stieg in dichten Schwaden aus dem Kamin auf und Wäsche trocknete auf einer behelfsmäßig zwischen zwei Bäumen gespannten Leine. Auf einem roh gezimmerten Schild, das in Richtung der Straße blickte stand: Freedom is NO Internet. Ein seltsamer, aber wahrer Spruch. Moderne Medien befreien nicht, sie vergrößern auch nicht die existentiellen Möglichkeiten, noch verbessern sie die Lebensqualität – meist ist das Gegenteil ist der Fall. Ganz fernhalten kann und soll man seine Kinder aber auch nicht von ihnen. Sie sollen lernen, diese Medien als Werkzeuge zu betrachten, die von Fall zu Fall und von Zeit zu Zeit nützlich eingesetzt werden können, die man aber, sobald man mit ihnen fertig ist, auch wieder aus der Hand legen kann wie den Hammer und die Säge. Technologie muss beherrscht werden, sonst beherrscht sie ihre Nutzer.

Gewissheiten

Egal, wie sehr Sie unter Druck stehen oder wie schlimm Ihr Kind sich benimmt: Niemals dürfen Sie ihm das Gefühl geben, nicht geliebt zu werden. Ich weiß, dass es Situationen gibt, in denen man den Schreihals/Übeltäter/Nervensäge am liebsten an die Wand werfen würde. Ich weiß, dass einem manchmal grässliche Flüche und üble Beleidigungen auf der Zunge brennen. Das ist normal und nichts Schlimmes oder Unnatürliches. Die eigenen Gefühle gehen mit einem durch, das passiert. Fühlen ist wie das Irren menschlich. Und so sehr ich auch dafür bin, diesen Gefühle ihren Lauf zu lassen und sie nicht zu unterdrücken, gibt es doch Grenzen, nämlich dort, wo z.B. ein Wutausbruch Schaden anrichten kann.

Das Gemüt eines Kindes ist wie eine weiche, formbare und leicht verletzliche Substanz. Sie kann und soll zwar schon etwas aushalten, aber zu großer „Druck" kann Narben schlagen, die ein Leben lang nicht mehr verschwinden. Wir sprechen von *Prägung*. Viele von uns, tragen solche Narben auf dem Herzen. Wenn Sie also merken, dass Sie die Kontrolle über sich verlieren, dass sie zu explodieren drohen, gehen Sie Ihren Kindern lieber aus dem Weg. Schon nach einigen Minuten, wenn vielleicht die Tränen rollen oder Sie einen Baum tüchtig angeschrien haben, werden Sie merken, wie Ihre Selbstkontrolle zurückkehrt. Sie beginnen erneut alles in einem objektiveren Licht, in einem größeren

Zusammenhang zu sehen, der Ihnen erlaubt, sich Ihrem Kind in einer akzeptablen Verfassung zu nähern. Es ist auch völlig in Ordnung, wenn Sie z.B. nicht gehen können, Ihr Kind fortzuschicken – zu seiner eigenen Rettung. Denn es ist besser, wenn Ihr Kind eingeschnappt ist, als wenn es einen Vulkanausbruch über sich ergehen lassen muss.

Was größere, oft existentielle Dramen angeht, die mehrere Mitglieder der Familie unter Druck setzen, ist es das Beste, alles offen zu kommunizieren, anstatt vor den Kindern Theater zu spielen. Sie werden ohnehin durchschauen, wenn Mama und Papa sich nicht mehr liebhaben, wenn ein Job verloren oder wenn das Geld knapp wird und das Haus in Gefahr ist usf. Kinder können solche Situationen erstaunlich gut verarbeiten, wenn man Ihnen die Möglichkeit dazu bietet. Sie reifen an der Erfahrung, während Lüge und Unaufrichtigkeit sie irritieren. Im Kreis der Familie sollte stets mit offenen Karten gespielt werden. So schafft man einen Raum der Gewissheit und Berechenbarkeit, in welchem Kinder leicht eine stabile und belastbare Psyche herausbilden können. Heile Welt spielen braucht man dazu wirklich nicht.

Ernährung

Du bist, was Du isst. Ein wahrer Satz. Chips, Fast Food und Süßigkeiten formen Körper weit „effizienter" als Sport und Salat. Augenfällige Beweise dieser These finden sich, sobald man das Haus verlässt in Hülle und vor allem Fülle.

Ernährung wird durch Gewöhnung erlernt. So können in Thailand beispielsweise selbst Kinder so scharf essen, wie es nur wenige durchschnittliche Europäer vermögen. In den USA ist die Abwesenheit von frischem Obst und Gemüse in der eingenommenen Diät bedauerlicherweise weder unbekannt, noch unüblich. Die Ernährung spiegelt sich unmittelbar im körperlichen Wohlbefinden wider. Wenn ich eine Hierarchie negativer leiblicher Beeinflussung durch die Umwelt aufstellen müsste, stünde die Ernährung an erster Stelle, danach die Kleidung, danach Giftstoffe in der Luft, vornehmlich im Wohnraum.

Sich selbst und natürlich seine Kinder gut und natürlich zu ernähren, ist denk- und machbar „einfach" – man nährt sie einfach natürlich. Die Natur stellt seit Jahrtausenden alles bereit, was der Mensch benötigt. Alles, was darüber hinaus geht, ist überflüssig, man kann und sollte u. U. sogar darauf verzichten.

Aber fangen wir beim Anfang an.

Stillen

Es gibt für ein Neugeborenes nichts besseres als Muttermilch. Dieses Naturprodukt ist ganz individuell auf die Bedürfnisse des kleinen Menschen abgestimmt. Muttermilch nährt nicht nur das Kind in perfekter Weise, es versorgt es zudem mit den nötigen Antikörpern, um es vor Krankheiten zu bewahren.

Das *Immunsystem* Neugeborener ist noch nicht fähig, sich selbst aktiv zu schützen. Über die Muttermilch partizipiert es an der Immunabwehr der Mutter. Da Neugeborenes und Mutter sich praktisch die ganze Zeit in unmittelbarer Nähe zueinander befinden (sollten), sind sie auch den gleichen Erregern ausgesetzt. Das Immunsystem der Mutter übernimmt so den Schutz des Säuglings mit.

Der Prozess des Stillens stärkt zudem die emotionale Beziehung zwischen Kind und Mutter. Es unterstützt die Bindung und schafft Urvertrauen, welches das Kind sein ganzes Leben lang nicht verlieren wird.

Der *Milcheinschuss* ist häufig sehr schmerzhaft und manchmal mit einer Brustentzündung verbunden. Aus irgendeinem Grund hat sich in unserer Gesellschaft der Irrglaube verbreitet, dass das ganze Leben absolut schmerzfrei verlaufen muss und selbst die geringste Dosis an Unwohlsein massive und radikale Maßnahmen rechtfertigt. Beim kleinsten Kopfschmerz ein Pillchen, beim leisesten Anflug einer Erkältung sofort zum Arzt und ein Päckchen Antibiotika einwerfen... Ich muss wohl nicht betonen, wie desaströs die inflationäre Einnahme von Medikamenten und die sofortige und übermäßige medizinische Intervention für die Gesundheit ist – die westliche Zivilisation wird trotz oder gerade wegen ihrer fortschrittlichen Medizin von Kranken bevölkert. Wie dem auch sei. Als Mutter, vor allem wenn sie das erste mal ein Kind ins Leben gebracht haben, werden sie mit hoher Wahrscheinlichkeit beim Anstillen Probleme haben. Stellen Sie sich darauf ein. Diese Probleme werden sich nach ein paar Tagen von selbst erledigen. Sie können mit Quarkwickeln die Brüste kühlen, sodass es einigermaßen auszuhalten ist. Medikamente jeglicher Art sind während des Stillens (und während der Schwangerschaft) tabu. Alles, was sie zu sich nehmen, nimmt auch das Kind zu sich. Der Mehrwert, den Sie aus dieser kleiner Episode des Unwohlseins haben, ist enorm. Stillen ist schon an und für sich eine wundervolle und keineswegs unangenehme Sache. Das eigene Kind zu nähren, es wachsen und gedeihen zu sehen, sich ihm mehrfach am Tag so unglaublich nah fühlen zu dürfen, das ist einfach unbeschreiblich schön. Sie haben das Kind neun Monate unter dem Herzen getragen, nun haben Sie es am Herzen und können es ansehen und mit ihm in intimster Weise interagieren – Sie haben sich diese Nähe und Liebe verdient, berauben Sie Ihr Kind und sich dieser wertvollen Urerfahrung nicht, indem Sie auf Fläschchen und synthetische Ernährung zurückgreifen. Stillen ist ein Privileg keine Pflicht.

Ersatznahrung ist zudem nicht besser für das Kind, wenn manche das auch in teils unverständlich aggressivem Ton behaupten. Die Hersteller selbst betonen unisono auf ihren Homepages, dass die beste Säuglingsernährung Muttermilch ist, dass das Kind wenigstens sechs Monate gestillt werden sollte und dass man Ersatznahrung nur geben sollten, wenn das Stillen aus irgendwelchen Gründen eben nicht geht.

Wie lange sollte man voll stillen? Sechs Monate sind das absolute Minimum. Besser man zielt auf ein Jahr. Ich selber habe das nie ganz geschafft. Den Ersten habe ich acht, den zweiten zehn Monate voll gestillt. Nach acht, bzw. zehn Monaten habe ich angefangen ihnen Beikost in Form von Frucht- und Gemüsebrei zu geben – selbstverständlich selbst zubereitet. Weiter gestillt habe ich trotzdem. Der Erste hat sich nach 13, der Zweite nach 16 Monaten komplett entwöhnt. Am Ende haben sie nur noch ein bis zweimal täglich getrunken. Da sie immer weniger Milch entnahmen, produzierte meine Brust auch immer weniger nach, sodass sich das Stillen ausschlich.

Wechseln Sie immer die *Brust* beim Stillen. Bieten Sie die je vollere an. Wenn möglich stillen Sie stets am gleichen Ort. Achten Sie auf ein störungsfreies Umfeld: Keine Musik, keine Unterhaltung (außer vielleicht im Flüsterton mit dem Kind), nur Ruhe und Frieden. Sie wollen ja auch nicht beim Essen gestört werden...

Ich habe nicht in der *Öffentlichkeit* gestillt. Manche Menschen reagieren sehr sonderbar beim Anblick des natürlichsten Vorgangs der Welt. Ich habe mich nach der Geburt aber ohnehin nicht gerne unter Menschen begeben. Diese postnatale Menschenscheu, ein Gefühl, das sich bis zum Ekel aufschaukeln kann, ist völlig normal und soll Mutter und Kind vor Ansteckungen schützen. Vertrauen Sie als Frau immer Ihrem Instinkt und Bauchgefühl. Diese liegen meist goldrichtig, vor allem, wenn es um Ihren Körper geht. Lassen Sie sich nie von Menschen beeinflussen, die Dinge, die Ihren

Körper betreffen, besser zu wissen meinen. Der *Mutterinstinkt* ist die beste Lebensversicherung für Ihr Kind und Sie, haben Sie Mut, ihm zu vertrauen. Frauen taten und tun das seit Jahrtausenden.

Wenn man in der Öffentlichkeit stillt, empfiehlt sich die Benutzung eines *Stilltuchs*, das über Brust und Säugling gelegt wird. Dieses schafft Privatsphäre und hält ungebetene Blicke ab.

Beikost

Der Zeitpunkt, mit dem Zufüttern zu beginnen, hängt wesentlich vom Kind ab, d.h. seinen Zähnen. Sobald der erste Zahn kommt, kann man mit dem Zufüttern beginnen, wenn man möchte. Spätestens, wenn das Kind zubeißt, ist es mit dem Stillen ohnehin schnell vorbei.

Für die Beikost empfehlen sich selbstgemachte Breie aus Obst oder Gemüse. Achten Sie darauf, dass die Breichen nicht zu sauer sind. Orange ist eher ungeeignet, Banane oder Birne dagegen sind ideal. Gemüseseitig habe ich mit gekochten Zucchini, Blumenkohl und Möhrchen gute Erfahrungen gemacht. Halten Sie sich am Anfang an ungemischte Kost, damit Magen und Geschmacksnerven des Kleinen nicht überfordert werden. Apfel-Birne-Banane-Mango-Tomate-Kaugummi-Spaghetti-usf.-Kreationen sind für besorgte Eltern gemacht, die ihrem Kind lieber alles geben wollen, damit auf jeden Fall das Richtige dabei ist. Vergessen Sie das bitte. Obst und Gemüse zu Beginn. Später können Sie Nahrhafteres zufüttern. Haferbreie sind toll, Reisbreie ebenso.

Noch etwas später, vielleicht, wenn das Kleine zwischen einem und zwei Jahre alt ist, können Sie ihm theoretisch alles geben, was Sie selbst auch essen, sofern: 1. Sie sich wirklich gesund ernähren, 2. eine einfache Kost bevorzugen (überwiegend Obst, Gemüse, Getreideprodukte, mäßig Milchprodukte, wenig Fleisch, Fisch, kein Processed Food, keine Süßigkeiten usf.), 3. Sie die Portion für das Kind ungewürzt lassen, d.h. kein

Salz, keine Gewürze, kein Zucker usf. Der Vorteil einer kindgerechten, gesunden Ernährung ist neben dem Gesundheitsfaktor vor allem die praktische Arbeitsersparnis. Sie müssen nicht extra für Ihr Kind, bzw. für sich kochen.

Was Süßes angeht…Man ist schon versucht, die Kleinen an der kleinen Freude, dem Stückchen Schokolade vielleicht, teilhaben zu lassen. Die Werbung beruhigt einen ja, sagt, in der Schokolade sei eine extra Portion Milch und die Fruchtzwerge hätten wirklich etwas mit Früchten zu tun; und dann sind da noch die Großeltern und die liebe Frau an der Kasse, die ein Tütchen Gummibärchen in Biberform für die kleinen Kunden bereit hält… Sagen Sie Nein! Nicht nur, dass Sie Ihrem Kind damit Gift, denn Industriezucker ist hochgradig gesundheitsschädlich, geben, Sie wecken zudem ein Verlangen nach unnatürlicher Süße. Das ist eine Höllenpforte, die, einmal geöffnet, nur sehr schwer wieder geschlossen werden kann. Verbieten Sie explizit, dass man Ihren Kindern beim Einkaufen an der Kasse ein Mini-Tütchen Gummibärchen gibt, verbieten Sie Ihren wohlmeinenden Großeltern die obligatorische Packung Kinder-Schokolade mitzubringen, verbieten Sie Ihren Nachbarn, den Kindern etwas Süßes zuzustecken und um Himmels Willen, verbannen Sie Süßigkeiten aus Ihrem Haushalt. Sobald sich der Geschmack des Kindes mit etwa 3-4 Jahren entwickelt hat und die Nahrungspräferenzen sich zu verfestigen beginnen, wird es auch nach seltenem und mäßigem Genuss von mäßig Süßem nicht mehr jenes suchtartige Verhalten zeigen, jenes Verlangen, von dem so viele Kinder (und Erwachsene) geplagt werden. Aber besser ist es, komplett zu verzichten. Nochmal: Süßigkeiten sind Gift, sie machen süchtig und beeinflussen Psyche und Wohlbefinden der Konsumenten, d.h. wirken bewusstseinsverändernd. Betrachten Sie sie als Einstiegsdroge und halten Sie Ihre Kinder davon fern.

Die vier apokalyptischen Genussmittel, die Sie auf jeden Fall vermeiden und mit denen Ihr Kind so lange wie möglich nicht in Berührung kommen sollte:

(1)Zucker (auch brauner, auch Stevia, auch Agavendicksaft usf. alles, was künstlich gesüßt wurde: No-No)
(2) Opiate (vor allem Schmerzmittel, aber auch andere Medikamente, wie Antibiotika, wenn nicht absolut erforderlich, d.h. last resort: No-No)
(3) Tabak, Zigarettenqualm, auch kalter Gestank (in jeder Gestalt ein absolutes No-No)
(4) Alkohol (No-No)

Kindgerechte Ernährung – Artgerechte Ernährung

Spätestens, wenn die Kleinen die meisten ihrer Zähne haben, essen sie regulär mit den Erwachsenen. Wir kochen wie gesagt nicht extra für die Kinder, sondern essen bewusst gesund. Alles, was für unsere Kinder gut ist, ist auch für uns gut.

Wir pflegen eine sehr einfache Kost. Andreas hat in Aussteigen light darüber geschrieben. Unsere Hautnahrungsquelle ist selbstgebackenes Brot. Ein Laib (3kg) reicht zwei, höchstens drei Tage vor. Wir verwenden beste Vollkornmehle, Haferflocken, Sonnenblumenkerne und nach Geschmack verschiedene Samen. Das Brot schmeckt toll (vor allem wenn es warm ist) und man kann es immer essen. Dunkles, reichhaltiges Brot gehört zu den wenigen Nahrungsmitteln, denen man nie über wird – der Körper signalisiert damit, dass er zufrieden ist, dass er das bekommt, was er braucht. Unser täglich Brot…

Brot mit Marmelade gibt es zum Frühstück, Brot mit Käse, Gemüse und verschiedenen Aufstrichen gibt es zur Vesper. Harte Brotkruste wird liebend gerne geknabbert, hart gewordenes Brot (eine Seltenheit in unserem Haushalt) wird zu Brotsuppe verarbeitet – ein im Winter besonders begehrtes Gericht.

Ein bis zweimal die Woche gibt es Fleisch oder Fisch von hoher Qualität.

Warme Mahlzeiten im klassischen Sinne gibt es bei uns nicht regelmäßig. Im Winter ist ein dampfender

Teller mit Pasta, eine Suppe oder ein Gemüseauflauf freilich sehr willkommen. Im Sommer bleiben die gleichen Gerichte unangetastet. Lieber isst man draußen Obst, Schnittchen oder Salat. Ja, unsere Kinder lieben Salat, weil es ihnen eine gewohnte Nahrung ist.

Viele Frauen stehen unter dem Druck, bzw. begeben sich unter ihn, eine perfekte Hausfrau sein zu müssen und meinen, sie müssten dreimal täglich irgendwelche aufwendigen Mahlzeiten zubereiten. Dieser sonderbare Fokussierung aufs Essen ist eine Erscheinung, die sich in dieser Weise erst nach den Hungerjahren nach dem Zweiten Weltkrieg gebildet hat. Sie ist völlig unnatürlich und gesundheitsschädlich – eine reflexive Gegenreaktion auf den Mangel.

Unser Körper sagt uns sehr genau, was er will und braucht. Der Heißhunger auf irgendetwas (vor allem in der Schwangerschaft eine häufig auftretende Erscheinung) indiziert einen Mangel an benötigten Nährstoffen. Wir haben verlernt, Heißhunger, Appetit als wichtiges Signal unseres Körpers zu interpretieren. Wir stillen unsere Gelüste mit Schokolade oder Chips, Dinge, die das eigentliche Bedürfnis nicht befriedigen, sondern nur übertönen. Bei Kindern ist der gesunde Appetit solange ausgeprägt, bis wir ihn durch falsche Ernährung zerstören, bzw. verwirren. Unsere Kinder fragen vermehrt nach Haferflocken, wenn sie in einer Wachstumsphase sind. Manchmal verlangen sie dezidiert nach Fleisch, nach Tomaten, nach Banane. Sie würden auch Gummibärchen oder Schokolade annehmen und dann danach verlangen, wenn wir sie daran gewöhnt hätten. Der Unterschied zwischen Heißhunger aus Sucht und Heißhunger aufgrund eines Bedürfnisses liegt im Gehalt der angestrebten Nahrung. Es gibt keinen körperlichen Bedarf nach Zucker, nur eine Sucht. Die Sucht übertönt den eigentlichen Hunger, z.B. nach Kohlenhydraten oder bestimmten Vitaminen. Wohl aber gibt es die Lust auf saure Gurken in der Schwangerschaft, weil diese bestimmte Nährstoffen enthalten, die der schwangere Körper braucht. Lassen Sie es mich anders ausdrücken: Der Drogensüchtige strebt nicht wirklich die Droge an, sondern den Zustand, den Ihre Einnahme ihm verschafft. Es gibt kein echtes Verlangen nach Heroin, sondern nur nach dem Rausch, nach der Flucht aus der Wirklichkeit bzw. nach dem Ruhigstellen eintretender Entzugserscheinungen. Jemand, der nicht drogensüchtig ist, strebt weder den Rausch an, den er gar nicht kennt, noch muss er die Droge einnehmen, um dem Schmerz ihres Entzuges entgegenzuwirken, weil er diesen Schmerz natürlich nicht empfindet. Vertrauen Sie auch in diesem Fall auf Ihr *Bauchgefühl vor allem aber auf das Bauchgefühl Ihrer Kinder.*

Was Sie bitte vermeiden sind Modediäten oder Ernährungskulte wie Veganismus und solche Späße. Wir selbst waren nahe daran in diese Falle zu tappen, haben uns aber dann eines besseren besonnen. Der Mensch ist ein Allesfresser. Das meint freilich nicht, dass Sie alles fressen sollen, nur weil sie es können. Eine landesübliche ausgewogene Ernährung mit hochwertiger und vielfältiger Nahrung ist ideal.

Der Snack dazwischen: Schnuller oder Daumen?

Nuckeln ist ein natürliches Beruhigungsmittel für Kinder. Es simuliert das Saugen an der Brust. Nuckeln ist für Kinder ungefähr dass, was Kaugummikauen für Erwachsene bedeutet, nur intensiver und vermutlich wohlschmeckender. Bis die Körperkoordination soweit ausgebildet ist, dass Ihr Kleines sein Händchen selbst in den Mund stecken dann, können oder müssen Sie für Nucklungsmöglichkeiten sorgen. Der Schnuller ist für die meisten Eltern das Mittel der Wahl. Neben einer breiten Auswahl an regulären Schnullern gibt auch Modelle aus Biolatex, die mundgerecht geformt seien sollen. Wir haben bei unserem Großen sowohl mit regulären, als auch mit den Bio-Varianten herum experimentiert. Genommen hat er weder das eine, noch das andere. Sobald man ihm das Nippelchen in den Mund schob, nuckelte er zwei, dreimal daran, dann fiel es herunter. Zuerst dachten wir, er müsse sich daran gewöhnen, das Ding im Mund zu behalten. Nach einer

Weile stellten wir aber fest, dass er es einfach nicht mochte. Kinder sind instinktiv klüger, als man gemeinhin annimmt. Instinktiv verlangen sie nach Dingen, die Ihnen förderlich sind, instinktiv lehnen sie ab, was schädlich ist. Sie sollten darum genau auf die Vorlieben und Abneigungen Ihres Nachwuchses achten. Wenn Ihr Kind den Schnuller verweigert, dann müssen Sie es nicht dazu zwingen, ihn zu nehmen. Alternativ können Sie je nach Größe der Mundhöhle einen ihrer Finger geben, vornehmlich den Kleinen. Unsere Finger haben beide Kinder gerne genommen. Die Fingerbeere sollte dabei Richtung Gaumen (Mundhöhlendecke) gedreht sein. Ihre Finger sollten selbstverständlich gründlich gewaschen und die Nägel kurzgeschnitten sein. Später wird das Kind am eigenen Händchen nuckeln, bis es dann den wundervollen Daumen entdeckt. Erstaunlicherweise passt bei jedem Menschen die Daumenbeere genau in die Höhlung des eigenen Gaumens. Wir sind schon eine tolle Konstruktion, nicht?

Das Daumennuckeln war lange Zeit verpönt, es galt als unhygienisch und man sagte ihm nach, dass es Fehlstellungen der Zähne begünstige. Das ist Aberglauben. Unhygienisch ist oder kann der Schnuller sein. Durch dauerhafte Benutzung wird der Kunststoff porös und es bilden sich Ablagerungen, die selbst regelmäßiges Desinfizieren überstehen. Der Schnuller muss entsprechend oft ausgetauscht werden. Weiterhin kann die nur annähernd passende Form des Schnullers zu besagten Veränderungen der Gebissstellung führen. Wie bei allen Produkten von der Stange, passt auch der Schnuller eben nur so ungefähr, während der eigene Daumen ein echtes, mitwachsendes und sich selbstreinigendes Maßprodukt ist.

Erlauben Sie Ihrem Kind, sich seines Daumens zu bedienen, egal was andere Menschen, vor allem solche aus der älteren Generation, dazu sagen. Achten Sie nur darauf, dass der durchs Nuckeln aufgeweichte Daumennagel stets kurzgeschnitten ist, damit er nicht abreißt. Das Nuckeln mit dem Daumen hat einen weiteren Vorteil: Es begrenzt sich selbst. Denn sobald Ihr Kind etwas anders tun möchte, muss es das Nuckeln einstellen, während der Schnuller permanent im Mund behalten werden kann, was, wie gesagt, unhygienisch und u.U. nachteilig für die Gebissentwicklung sein kann.

Sie müssen Ihrem Kind auch nicht das Nuckeln abgewöhnen. Sicher kennen Sie einige der Horrorstories zu diesem Thema, wie etwa die Geschichte vom Daumenlutscher im Struwwelpeter, einem mehr als zweifelhaften „Erziehungsratgeber" in schönen Reimen, der Millionen von Kindern zutiefst traumatisiert hat. Es ist auch nicht nötig, den Daumen mit irgendwelchen widerwärtigen Substanzen einzureiben. Es ist völlig normal, dass Kinder nuckeln. Sie tun das noch mit fünf und mit sechs und vielleicht auch noch mit zehn, wenn auch nur im Geheimen. Irgendwann hören Sie von selbst damit auf, keine Panik also.

Zum Heulen: Kinder- und Mütterkrankheiten und Schreien

To puck or not to puck?

Pucken ist vor allem bei Säuglingen, die noch keine Kontrolle über ihren Körper haben, ein Thema. Ich füge es hier an, weil es ein beliebtes Mittel darstellt, Schreien zu stoppen.

Beim Pucken wickelt man die Kindlein einigermaßen fest in ein Tuch ein, damit sie nicht durch reflexhaftes Zucken ihrer Glieder erwachen oder um sie zu beruhigen. Angeblich empfinden Kinder das Pucken als angenehm. Auch unsere Hebamme hat es uns empfohlen. Sie hat uns mit der entsprechenden Wickeltechnik vertraut gemacht, die einen Säugling in eine Art Larve oder putzige Minimumie verwandelt. Funktioniert hat das bei unserem Großen allerdings nicht (wie auch der Schnuller abgelehnt wurde) und bei unserem Zweiten haben wir es gar nicht erst versucht. Tatsächlich hatten wir das Gefühl, dass unser Erster das Pucken als zutiefst unangenehm empfand. Er hat sich richtig gewunden, um diesem Gefängnis zu entkommen, was ihm im Letzten auch gelang. Unsere Hebamme empfahl uns, ihn ein wenig fester zu pucken. Die Folge war, dass er nach einer Weile bitterlich zu wimmern anfing, weil er nicht mehr entkommen konnte. Sicher... ruhig wurde er schließlich auch, aber mehr aufgrund von Resignation als aus Entspannung. Das also war unsere Erfahrung mit dem Pucken. Ich empfehle es nicht, wenn auch andere Eltern darauf schwören. Man muss sehen, ob das eigene Kind puckbar ist oder eben nicht. Jeder Mensch, und ist er noch so klein, scheint da ganz eigene Präferenzen zu haben.

Ich selber jedenfalls finde die Vorstellung fest verschnürt irgendwo bewegungslos liegen zu müssen, zutiefst unangenehm. Warum sollte es dem Baby anders gehen? Es besteht ein signifikanter Unterschied zwischen einer kuscheligen Decke, die angenehm schwer auf einem liegt, und einer Zwangsjacke.

Für mich ist Pucken wie Schnuller oder Laufstall

ein unnatürlicher Eingriff in die natürliche körperliche Entwicklung, die insgesamt gesehen für Kind und Eltern eher nachteilig ist. Besagtes „Zucken", d.h. das unkontrollierte Bewegen der Glieder, aktiviert die Muskulatur und verleiht so dem Kind eine zunehmende Körperkontrolle. Ich weiß nicht, warum man diesen Vorgang unterdrücken sollte. Sicher, wenn die Nachtruhe gestört wird, muss man abwägen. Doch selbst, wenn das Kind aufwacht und zu schreien anfängt, wird es bald auch wieder einschlafen. In den ersten Wochen und Monaten ist man als Mama ohnehin 24 Stunden in Bereitschaft, da kommt es auf den einen oder anderen „Zwischenfall" auch nicht mehr an. Weiterhin kann man z.B. mit einem Schlafsack die Körperbewegung in der Nacht einigermaßen beschränken, ohne dass die Bewegungsfreiheit komplett aufgehoben wäre – wir sprachen davon.

Das Pucken soll jene gefühlte Nähe und Geborgenheit simulieren, die das Kind in den Armen der Mutter, etwa beim Stillen, empfindet. Anstatt also zu pucken, kann man das Kind auch einfach auf den Armen in den Schlaf wiegen. Das ist zwar am Anfang etwas anstrengend, aber man gewöhnt sich schnell daran. Außerdem wird man durch den Anblick des lieben Gesichtchens weithin entschädigt. Das klassische Wiegen funktioniert wunderbar und ist eine intensive und wundervolle Erfahrung, an der das Kind (Urerfahrung von Sicherheit, Geborgenheit und Nähe) und die Mutter ein Leben lang zehren.

Eine andere Möglichkeit, die bei unserem Zweiten hervorragend funktioniert hat, ist das variable Stillkissen. Legen Sie es halbrund um die Füßchen Ihres Kindes. So umgibt das Baby zwar eine Begrenzung, aber diese ist weich und gibt bei Bewegungen nach.

Diese Erfahrung kennt das Kind schon aus dem Mutterleib. Auch dieser ist begrenzt, obschon dehnbar.

Zahnen

Der Durchbruch des ersten Milchzähnchens ist manchmal schmerzhaft und kann eine große, auch psychische Belastung des Kindes mit sich bringen. Es weiß ja nicht, woher der Scherz kommt, noch, wie es mit ihm umzugehen hat. Darum weint es viel – wegen dem Schmerz und wegen der erschreckenden Erfahrung, Schmerz ohnmächtig leiden zu müssen. Manche Kinder entwickeln ein zeitweiliges Fieber, die Backe wird heiß, es isst und trinkt schlecht, schläft unruhig usf. Darüber hinaus können Verfärbungen des Zahnfleisches an der betroffenen Stelle auftreten (blaue Flecke). Das ist alles normal und nicht weiter bedenklich. Der Körper arbeitet und schafft, als wäre er krank. Trotzdem sollten Sie vor allem beim ersten Zahnen Ihr Kind genau im Auge behalten und regelmäßig die Temperatur messen. Wenn Sie unsicher sind, fragen Sie Ihre Hebamme oder den Kinderarzt. Fragen Sie lieber zu früh und zweimal als zu spät oder überhaupt nicht.

Beim Beginn des Zahnens, lange bevor der eigentliche Durchbruch ansteht, steigert sich die Speichelproduktion und das Kind kaut und beißt auf allen möglichen und unmöglichen Sachen herum. Geben Sie ihm einen Beißring oder eine Veilchenwurzel. Es wird es zu schätzen wissen. Manche Kinder bevorzugen ihre eigene Hand – auch gut.

Nicht alle Kinder leiden übrigens unter dem Zahnen. Bei unserem Ersten waren die ersten vier oder fünf Zähe ein eher unangenehmes Ereignis. Beim Zweiten stellte ich irgendwann zufällig beim Stillen fest, dass er einen Durchbruch hatte – Autsch!

Aufstoßen

Blähungen und Koliken völlig verhindern kann man nicht. Ein Aufstoßen nach dem Stillen zu provozieren, beugt aber viele Unannehmlichkeiten vor. Legen Sie ein Tuch über die Schulter und Ihr Kind darüber. Gehen Sie wippend umher und klopfen Sie ihm dabei sachte auf den Rücken oder massieren sie ihn. Nach einiger Zeit wird es rülpsen oder sogar etwas Milch aufstoßen. Kinder, die die Brust nehmen, müssen oft nicht aufstoßen. Die Fütterung mit der Flasche führt zu erhöhter Aufnahme von Luft.

Blähungen/Koliken

Jedes Kind hat zu irgend einem Zeitpunkt Blähungen oder – schlimmer – Koliken (berüchtigt: 3-Monats-Koliken). Diese sehr schmerzhaften Krämpfe im Darmbereich bescheren Eltern und Kind so manche schlimme Nacht. Dabei ist jedes Kind anders. Manche bleiben fast völlig verschont, bei anderen lösen sich die Krämpfe nach wenigen Minuten von alleine und wieder andere haben massiv damit zu kämpfen. Unser Erster hatte recht üble Koliken, der Zweite dagegen hatte kaum Probleme.

Zuverlässige Hilfe bei Koliken schafft eine Bauchmassage. Man nimmt ausreichend Öl und massiert wechselweise im und gegen den Uhrzeigersinn den Bauchbereich unterhalb des Nabels, also dort, wo sich das Schmerzzentrum befindet. Die kreisende Bewegung wird jede Minuten durch ein langsames doch kräftiges Ausstreichen des Bauches nach unten hin abgelöst, so als wollte man die Blähung zum After hin ausdrücken, was man ja auch tatsächlich will. Nach kurzer Zeit wird das Kind mehr oder wenig heftige Winde ablassen. Dies ist das Zeichen, dass unsere Massage zu wirken beginnt. Nehmen Sie sich viel Zeit für diese Behandlung. Die massierende Bewegung schafft dem Kind Erleichterung. Auch genießt es die wärmende Bewegung der Hand und die Nähe der Mutter. Drücken Sie fest zu, ohne dabei das Kind zu verletzen oder ihm Schmerzen zuzufügen. Wenn Sie unsicher sind, probieren Sie die Massage zuerst an sich selbst, um ein Gefühl dafür zu bekommen, wie weit man schmerzlos den Bauch eindrücken kann. Daumenstärke ist ideal.

Milcheinschuss/ Brustentzündung

Das Stillen führt recht bald zum sogenannten Milcheinschuss. Die Muttermilch ersetzt nun die Vormilch (Kolostrum). Dieser Einschuss ist sehr schmerzhaft. Ich persönlich empfand den Milcheinschuss und die wenig später folgende Brustentzündung weit unangenehmer als die Geburt. Viele Frauen sind auf diesen Schmerz nicht vorbereitet und denken, etwas sei nicht in Ordnung, wenn die Brust brennt und zu glühen scheint. Dazu kommt die Frustration, der Schlafmangel und die Erschöpfung nach der Geburt. Das ist viel auf einmal, vor allem, weil man ja denkt, nach der Geburt hätte man es hinter sich. Das ist leider nicht der Fall. Nach der Geburt geht es erst einmal richtig los bis es dann, nach einigen Monaten, endlich wieder leichter und schöner wird.

Häufig werden bei Brustbeschwerden entzündungshemmende Medikamente (Schmerzmittel) verschrieben. Viele Frauen stellen das Stillen bedauerlicherweise ein, weil man ihnen einredet, dass sie eben nicht stillen könnten. Ich bin kein Arzt und ich kann und will zum jeweiligen Einzelfall auch keine Aussagen machen. Aber der Milcheinschuss ist bei jeder Frau schmerzhaft und unangenehm. Das beste Mittel gegen diesen Schmerz ist das Anlegen des Säuglings und Zusammenbeißen der Zähne. Die Saugbewegung löst den Schmerz recht schnell und nach einiger Zeit kann man ohne Probleme stillen.

Brustentzündungen haben viele Ursachen. Die stillende Brust ist massiv beansprucht und stark beanspruchte Körperteile neigen nun einmal dazu, sich zu entzünden. Besonders die Brustwarzen werden beansprucht und brauchen daher viel Pflege in Form von fettenden Salben. Dazu kommen, wie gesagt, der Stress, die Schlaflosigkeit, das Schreien usf.

Eine der häufigsten Ursachen für eine Brustentzündung ist das zu häufige Anlegen des Kindes. Hier ist, was passiert: Das Kind schreit. Man legt es an, weil man davon ausgeht, dass es Hunger hat, was keinesfalls immer der Fall ist. Je häufiger das Kind trinkt, desto mehr Milch produziert die Brust nach. Der Vorgang des Stillens stimuliert die Milchproduktion. Zu häufiges Stillen führt zur Überproduktion. Es kommt zum Milchstau und in der Folge zu einer Entzündung. Dem kann man vorbeugen, indem man feste Stillintervalle einführt: Am Anfang alle zwei Stunden, dann alle drei usf. Das Kind wird bei längeren Intervallen mehr und länger trinken.

Erste Hilfe bei einer Brustentzündung schaffen gekühlte Quarkwickel. Man streicht kühlen Quark auf ein Blatt Küchenrolle, faltet das Ganze und legt es sich auf, bzw. unter die betroffene Brust. Auch das Ausstreichen der Brust schafft Erleichterung, wobei das im Entzündungsfall ziemlich schmerzhaft ist.

Um einer Nippelentzündung vorzubeugen kann man ein Stillhütchen (Nipple Shield) benutzen. Es empfiehlt sich vor dem Stillen die Spitze mit einem Tropfen Muttermilch zu benutzten damit der Säugling weiß, dass er zu saugen hat. Achten Sie darauf das Hütchen stets sauber zu halten und dicht anzulegen, sodass keine Luft eingesogen wird.

Ansonsten ist bei Brustentzündungen wie bei jeder anderen Unpässlichkeit Bettruhe und eine Reduktion des Stresses empfehlenswert, bis sich der Körper wieder einigermaßen regeneriert hat. Hier ist es gut, wenn Sie Hilfe zur Hand haben – jemand der das Kind mal zwei Stunden nimmt, damit sie Ausruhen und Schlafen können.

Schlafen/ Erschöpfung

Wenn wir schon beim Schlafen sind. Das Neugeborene hat noch keinen Tag-Nacht-Rhythmus. Es schreit, sobald es etwas will, ganz gleich zu welcher Zeit. Wenigstens in den ersten Wochen nach der Geburt müssen Sie sich nach dem Kind richten. Das wirbelt ihre Schlafgewohnheiten und damit ihren Biorhythmus gehörig Durcheinander. Zwar produziert ihr Körper in dieser Zeit Hormone, die Sie erstaunlich leistungsfähig machen, aber manchmal wird es dann doch zu viel und

Sie beginnen deutliche Anzeichen von chronischer Erschöpfung zu aufzuweisen.

Anhaltende Erschöpfung ist mehr als nur Müdigkeit. Sie beeinträchtigt das Immunsystem und kann auch zu psychischen Problemen wie Depressionen führen. Sie sollten daher unbedingt vermeiden, sich zu überfordern, denn genau das, dieses Sich-selbst-überfordern ist der primäre Grund chronischer Erschöpfung. Hier einige Tipps, was Sie für sich tun können.

(1) *Kopfsache*: Sie können nur leisten, was Sie leisten können. Wenn es nicht mehr geht, geht es eben nicht mehr. Es macht Sie nicht zu einer schlechten Mutter, wenn Sie am Ende Ihre Kräfte angelangt sind und Hilfe brauchen.

(2) Suchen Sie sich *Hilfe*, Menschen, die sich ein paar Stunden um Ihr Kind oder den Haushalt kümmern, wenn Sie nicht mehr können. Ideal ist der Partner. Dieser wird gerne für Sie kochen, einkaufen, sauber machen und was nicht alles. Teilen Sie sich die Arbeit mit ihm. So schaffen Sie beide gemeinsam Zeit- und Freiräume für sich. Wenn Sie keinen Hilfe aus Ihrem Verwandten und/oder Freundeskreis bekommen können, lassen Sie sich per Rezept eine Haushaltshilfe verschreiben, bis Sie wieder auf die Füße kommen.

Eine Tasse Tee, eine heißes Bad, ein Spaziergang – das alles ist möglich und muss möglich sein. Jeder Arbeiter hat das Recht auf eine Mittagspause, warum sollten Sie als Mutter nicht das gleiche Recht haben, arbeiten Sie doch 24 Stunden und das 7 Tage die Woche!

(3) Schaffen Sie *feste Routinen*. Dies ist die beste Möglichkeit, besagte Freiräume zu schaffen. Fixe Stillintervalle, feste Schlafzeiten, frühzeitiges Schlaftraining usf. Viele Mütter machen den Fehler, sich komplett nach ihrem Kind zu richten. Das Kind aber hat weder Rhythmus, noch ein Gefühl für „angemessene" Zeiten. Es ist ganz mit seinem eigenen Überleben beschäftigt. Es braucht und verlangt mit zunehmendem Alter nach Strukturen, die die Eltern vorgeben müssen. Geben Sie feste Strukturen, feste Zeiten usf, vor, Ihr Kind wird beginnen, sich an diese Zeiten zu gewöhnen.

(4) *Schlafen* Sie am Anfang, wann immer Ihr Kind schläft. Wenn Sie nicht schlafen können, ruhen Sie sich aus. Fangen Sie nicht an, irgendwelche Aktivitäten zu entfalten, die noch mehr Energie kosten. Ihre Bücherregale werden unter einer kleinen Staubschicht nicht zusammenbrechen.

(5) Machen Sie sich klar, dass Ihr Leben sich mit der Geburt eines Kindes *verändert hat*. Viele Mütter wollen einfach weitermachen wie bisher: Arbeit, Freizeit, Sport, Freundeskreis usf. Sie stoßen dann schnell an Grenzen, weil es eben nicht mehr geht wie bisher. Sie haben jetzt ein Kind, einen pflegebedürftigen Menschen für den Sie 24/7 zuständig sind. Je früher Sie sich klar machen und darauf einstellen, dass das Muttersein Ihre Gewohnheiten verändern wird, desto leichter und positiver können Sie mit diesen „Einschnitten" umgehen. Anstatt mit den Freunden werden Sie nun mehr Zeit mit der Familie verbringen. Anstatt ins Büro zu gehen, werden Sie (zumindest für die ersten Monate) Ihren Haushalt managen. Anstatt Sport zu treiben, werden Sie Nickerchen halten oder im Garten sitzen – das alles ist völlig in Ordnung. Geht es der Mutter gut, geht es dem Kind gut, geht es der Familie gut.

Schreicheck!

Ihr Baby kann nicht sprechen. Es kann allerlei lustige Geräusche von sich geben, aber das einzige wirklich artikulierte ist sein Geschrei und dieses sagt nicht viel mehr als: „Mama, etwas ist nicht in Ordnung." Es ist nun an Ihnen herauszufinden, was es Ihnen ihr Kleines mitteilen will. Bei unserem Ersten waren wir verwirrt und frustriert, ja richtiggehend verzweifelt. Wir wussten oft nicht, was los war. Unsere Frustration und Unsicherheit übertrug sich auf das Kind. Es spürte, etwas war nicht okay und schrie in der Folge verständlicherweise nur noch mehr – ein Teufelskreis.

Wir haben uns aus diesem Teufelskreis befreit, indem wir eine Art gedanklicher Checkliste mit dem

Ziel erstellt haben, den Grund des Schreiens herauszufinden. Wir gehen nach dem Ausschlussprinzip vor. Achten Sie darauf, dass sich die Gründe für Heulen und Zähneknirschen mit zunehmendem Alter verlagern. Je reifer ein Mensch wird und je differenzierter er sich auszudrücken vermag, desto seltener wird er schreien, bzw. dessen häufiger wird es aus emotionalen anstatt aus körperlichen Gründen Schreien. Wenn Ihr Kind sagen kann, dass es sich nassgemacht hat, wird es aus diesem Grund nicht mehr schreien (höchstens aus Scham oder Angst vor Schimpf und Schande), wohl aber, wenn es hinfällt und sich das Knie aufschürft. Unsere Liste betrifft exklusiv Neugeborene bis zu einem Jahr.

Der häufigste Anlass, sich bemerkbar zu machen, ist ein **leerer Magen**.

Dem folgt eine volle, vornehmlich nasse und daher unangenehm zu tragende **Windel**.

Dem folgt simple **Übermüdung**: Wenn ein Kind aufwacht und müde ist, schreit es. Nimmt man es dann aus dem Bett und trägt es herum, verschlimmert man die Situation nur noch. Ich habe von Eltern gehört, die mitten in der Nacht Ihr Kind ins Auto gesetzt haben und losgefahren sind, nur damit es wieder einschläft. Machen Sie solche Spielchen nicht. Eine übermüdete Mama sollte mitten in der Nacht nicht am Steuer sitzen. Im Fall der Übermüdung ist es das Beste, das Kind, nach Ausschluss aller anderen Gründe, einfach wieder hinzulegen. Es wird dann nach einige Minuten von selbst wieder einschlafen.

Koliken, Bauchweh, Magendrücken: Hier hilft tragen und eine Bauchmassage.

Langeweile/ Vereinsamung: Das Kind fühlt sich vernachlässigt. Nehmen Sie es auf den Arm oder legen Sie es neben sich. Kommunizieren Sie mit ihm. Wenn Sie keine Kraft oder keinen Nerv haben, binden Sie es um oder legen Sie es in den Kinderwagen und drehen eine schnelle Runde um den Block.

Hitze/ Kälte: Ihrem Kind ist zu heiß oder zu kalt. Reorganisieren Sie Kleidung/ Bettzeug, passen Sie die Raumtemperatur an, schaffen Sie Schatten usf. Kinder schreien häufiger wegen Überhitzung.

Zahnen: Checken Sie regelmäßig nach Anzeichen für das Zahnen: erhöhter Speichelfluss, ständiges Herumkauen, erhöhte Temperatur, rote Bäckchen, geschwollenes Zahnfleisch usf.

Wenn Sie unsicher sind, konsultieren Sie einen Arzt oder eine Hebamme – lieber etwas zu früh und zweimal als zu spät!

Erkältungen/ Infekte

Im Laufe eines Lebens wird jeder Mensch krank. Die meisten Krankheiten ziehen über unsere Körper hinweg wie ein Unwetter. Ein bisschen Unwohlsein, ein paar Tage Husten oder eine laufende Nase, dann ist alles wieder vergessen.

Kinder sind zwar nicht unbedingt anfälliger, was Erkrankungen angeht, doch ist ihr Immunsystem noch nicht voll ausgebildet. Infekte können sie daher stärker treffen, bzw. sie haben mehr damit zu kämpfen. Darum ist der Schnupfen, den man an sich selbst geflissentlich ignoriert, bei einem Säugling genaustens und argwöhnisch zu beobachten.

Ist das Kind wohlgenährt und wächst in einem materiell, wie psychisch gesunden Umfeld auf, treten Krankheiten nachweislich seltener auf und wenn, so gehen sie schneller und meist ohne große Krisis vorüber. Man muss daher nicht sofort zum Arzt rennen und sich ein Antibiotika oder Virostatika verschreiben lassen. Potente Medikamente sollten grundsätzlich – wie die Hersteller uns selbst mahnend anraten – als letzte Auswege angesehen, ein Entsatz, wenn der Körper sich nicht mehr selbst zu helfen weiß. Wer frühzeitig und präventiv starke Medikamente einsetzt, lähmt auf die Dauer die eigene Immunabwehr – der Körper scheint sich gewissermaßen daran zu gewöhnen, Hilfe von außen zu bekommen. Dazu kommt, dass bei Kindern die Dosis aufgrund der geringeren Körpergröße viel stärker wirkt. Das führt freilich auch zu verstärkten Nebenwirkungen. Die meisten Medikamente sind daher auch altersreguliert.

Ich bin kein Arzt und kann den Einzelfall selbstverständlich auch nicht kommentieren. Ich beschränke mich daher auf meine und meiner Eltern Erfahrungen. Meine eigenen Kinder sind sehr gesund. Sie haben freilich auch ihren Anteil an Krankheiten durchlebt wie alle anderen. Meist hatten wir Magen-Darm-Grippen und Erkältungen, die Andreas uns freundlicherweise von der Arbeit mitgebracht hat. Der Einsatz von Medikamenten war jedoch nie nötig, Hausmittel dagegen, wie z.B. ein Zwiebel-Honig-Sirup bei Husten oder ein Erkältungsbad, wurden häufig und nicht selten auch zur Freude der Erkrankten eingesetzt. Die meisten „gewöhnlichen" Erkrankungen gehen nach wenigen Tagen von selbst vorüber. Die Genesung mag insgesamt durchaus eine oder zwei Wochen dauern, also länger, als wenn man Medikamente einsetzen würde. Doch ich meine, dass man dem Körper durchaus die ihm angemessene Zeit einräumen sollte, sich selbst zu heilen – warum auch nicht?

Eine Grundregel möchte ich an dieser Stelle noch weitergeben, die einen Anhaltspunkt geben *kann*, wann der Gang zum Arzt und der Einsatz stärkerer Mittel nötig sein *kann*: Solange das Kind isst und vor allem trinkt, und wenn es nur kleine Mengen sind, gewinnt der Körper. Hört es auf zu trinken, ist Gefahr im Verzug und man sollte keinesfalls mehr warten. Diese Regel trifft freilich nur auf die gewöhnlichen Erkältungs- und Krankheitsfälle zu, nicht auf andere und womöglich schwerwiegendere Probleme.

Impfen?

Ich füge diesen Punkt nur der Vollständigkeit halber mit an. Die Frage des Impfens ist zu einem regelrechten Glaubenskrieg ausgeartet, in dem die Polemik die sachliche Diskussion häufig verdrängt. Es gibt Impfbefürworter, auch solche, die eine zwangsweise Impfung für alle fordern, und es gibt Impfgegner, die teilweise recht abstruse Theorien ins argumentative Feld führen.

Für mich *persönlich* ist das Impfen nichts anderes als ein medizinischer Eingriff. Wie jeder Eingriff ist auch dieser mit Chancen, z.B. auf eine höhere Krankheitsresistenz, und Risiken, z.B. einem Impfschaden, verbunden. Man ist daher gut beraten, die Sache genau abzuwägen. Dabei ist vor allem die individuelle Konstitution des Kindes, sein Alter, seine gesundheitliche Vorgeschichte, sowie die Lebensumstände usf. zu berücksichtigen. Einen erkälteten Säugling mit drei Monaten zu impfen, nur weil man das eben jetzt tun sollte, ist grob fahrlässig, während eine kerngesunder 6-jähriger in Regelfall durchaus eine moderate Impfdosis problemlos wegstecken kann. Man sollte sich als Eltern mit dem Arzt in einer vernünftigen Weise beratschlagen, um das Beste für das Kindeswohl zu bestimmen. Extreme, wie eine absolute Ablehnung, sowie die strikte Einhaltung der Impftermine, ganz gleich um welchen Preis, lehne ich ab.

Meine Kinder sind (noch) ungeimpft. Dies nicht, weil ich ein Impfgegner bin, sondern schlicht aus dem Grund, dass beide eine recht zähe Konstitution aufweisen. Sie halten Krankheiten gut aus. Ich bewerte daher das Risiko eines Schadens höher als eine potentiell gesteigerte Resistenz gegen bestimmte Krankheiten. Dadurch, dass sie zuhause unterrichtet werden, ist zudem die Gefahr einer Infektion bedeutend gesenkt. Es ist eine Entscheidung aus Vernunftgründen, wohl erwogen und auf unsere individuelle Lebenssituation abgestimmt. D.h. nicht, dass sie nicht die Masern oder Windpocken bekommen werden. Würden unsere Kinder eine Schule besuchen, würden (und werden) wir vermutlich anders entscheiden.

Hygienetipps

Die beste Vorsorge für ein gesundes Leben ist neben der Nahrung, ausreichende Hygiene.

Solche Fragen stellt man sich nach der Geburt: Wann soll man das Kindlein das erste Mal ins Bade senken? Wie lange? Mit welcher Temperatur? Mit welchem Badezusatz? In welcher Wanne? Und was nicht alles mehr. Jeder hat hier eine etwas andere Meinung und bis heute ist die Zauberformel, die alle Weisheit in sich schließt, auch in dieser Angelegenheit noch nicht gefunden.

Meine Hebamme hat mir einen guten Rat gegeben, eine Richtschnur gewissermaßen. Lachend meinte sie, ich solle meine Kinder baden, wenn sie schmutzig sind. Ich fand das einleuchtend und bin seither damit gut gefahren. Säuglinge brauchen relativ wenig *Körperpflege*, wenn man vom Windelwechseln absieht. Sobald sie aber dann anfangen, sich zu bewegen und zu spielen, ist regelmäßige *Reinigung vor allem der Hände und des Halses* notwendig. Bei größeren Kinder gilt das selbe: Wenn es schmutzig ist oder gar müffelt, muss man es waschen: Hände und Mund/Zähne mehrmals am Tag, Hals und Gesicht täglich, den ganzen Körper nach Bedarf mindestens aber einmal die Woche (Baden ist dem Duschen vorzuziehen, es macht auch mehr Spaß). Die Haare müssen gerade bei Kindern nicht bei jedem Bade mitgewaschen werden, bei grober Verschmutzung/Verfettung muss man indes doch heran. Die Prozedur ist für Eltern und Kind oft unangenehm, man muss sich daran gewöhnen.

Spätenstens mit der Gabe der Beikost beginnt auch die *Mundhygiene*. Selbst wenn noch keine Zähne vorhanden sind, sollte man sich nach Nahrungsresten umsehen und diese vorsichtig mit einer sehr weichen Zahnbürste entfernen. Die ersten Zähnen werden dann ganz regulär geputzt. Man braucht dafür noch keine Zahnpasta. Wenn doch, sollte man ein Naturprodukt mit möglichst wenig Chemie verwenden. Der Geschmack sollte neutral sein, da die Kinder sonst das Zeug eher essen als es im Mund zu lassen. Wichtiger als das eigentliche „Putzen" ist die Entfernung von Essensresten. Technisch betrachtet, putzt man die Zähne ohnehin nur, um besagte Nahrungsüberbleibsel aus den oft engen Zahnzwischenräumen zu entfernen, bilden jene doch den idealen Nährboden für die beiden Bösewichte Karius und Baktus. Wir haben eine Weile eine fluoridfreie bio-öko-fairtrade-non-GMO usf. Zahnpasta benutzt, die Tube zu 4€! Mittlerweile putzt die ganze Familie mit einer selbstgemachten Rezeptur aus Backing Soda und Kokosöl – ist billig, köstlich (nicht süß) und funktioniert genauso gut, wenn nicht besser.

Die *Unterwäsche* sollte täglich gewechselt werden, die *Oberbekleidung* nach Bedarf, spätestens aber nach drei Tagen. Auch das Bettzeug muss regelmäßig gewechselt werden. Bettzeug und Unterwäsche empfehle ich heiß zu waschen, d.h. mit mindestens 60°C. Mir ist bewusst, dass der Trend zum Energiesparen niedrige Waschtemperaturen bevorzugt. Um die durch Bakterien verursachten Gerüche zu bekämpfen, werden dann einfach mehr und chemisch ausgefeiltere Waschmittel und Waschmittelzusätze benutzt. Dieser Trend ist weder für die Natur, noch für den Menschen vorteilhaft, noch spart er Geld. Die paar Cent Energieersparnis zahlt man durch den Mehrverbrauch von Waschmittel wieder drauf. 60°C-Programme vernichten allein schon durch die Temperatur die meisten Keime. Wir benutzen Waschnüsse und ein wenig Essig bei jedem Waschgang: Unsere Wäsche ist sauber, weich und riecht nicht. Die Natur wird geschont und der Geldbeutel auch.

Was die Hygiene der *Wohnräume* und *Schlafräume* angeht sind zwei Dimensionen zu berücksichtigen: was man *sieht* und was man *atmet*.

(1) reinliche Oberflächen: regelmäßiges staubsaugen und -wischen von Boden und Möbeln ist notwendig. Vor allem, wenn man kleine Kinder hat, deren Nasen und Münder näher am Boden sind und dadurch mehr aufgewirbelten Staub einatmen als wir, die die Köpfe hoch im Himmel haben. Staub besteht aus allen möglichen und unmöglichen Schmutzpartikeln, unter denen auch krankheits- bzw. allergieerregende Stoffe sein können. Radiatoren sind in der Winterzeit wöchentlich zu entstauben. Fensterputzen dagegen kann man, was die Hygiene angeht, durchaus zurückstellen.

(2) Lufthygiene: Wir wollen die Luft in unseren Häusern und Wohnungen möglichst rein erhalten. Neben den o.g. Maßnahmen, Staub zu entfernen, ist regelmäßiges Lüften unumgänglich. Je luftdichter die

Wohnräume sind, desto häufiger muss gelüftet werden. Feuchte, Gerüche und auch Schadstoffe, die in kleinsten Mengen von chemisch behandelten Flächen (gestrichene Wände, Möbel, Spielsachen usf.) abdampfen, werden durch das Lüften entfernt. Die Folge ist ein deutlich verbessertes Raumklima, in dem sich gut leben und schlafen lässt. Im Winter verhindert das kontrollierte Austauschen der Luft zudem Schimmelbildung – Schimmel in der Wohnung ist ein großes, dickes No-No.

Homeschooling

Homeschooling bedeutet zunächst einfach, dass man seine Kinder zuhause unterrichtet oder unterrichten lässt. Dabei kann Homeschooling ganz unterschiedliche Formen annehmen. Man kann es wie eine Art Minischule, mit festen Unterrichtszeiten, Hausaufgaben, Arbeitspensum und Lehrplan gestalten. Man kann aber auch die Kinder frei lernen lassen, wobei man als Elternteil nur mehr eine beratende und unterstützende Rolle einnimmt. Zwischen Hausschule und Freilernen sind alle möglichen Zwischenformen valide und gangbar – ganz wie es gefällt und individuell funktioniert.

Vorteile und Gefahren

Homeschooling hat viele kleinere Vorteile: Man muss am Morgen nicht so früh raus, es gibt keinen Leistungs- und Notendruck (wenn man das nicht möchte – ich habe mit anderen Eltern hier in den USA gesprochen, die durchaus ein sehr striktes Bewertungssystem nebst Sanktionen für ihre Heimschüler etabliert haben), keine Prügeleien, keine Schulkantinenkost, keinen Gruppenzwang (was Mode, Spielsachen, Smartphone usf. angeht)... Aber diese kleinen Bequemlichkeiten sind an sich unbedeutend. Die entscheidenden Vorteile des Homeschooling sind zweierlei: 1. Das Kind wird bestmöglich seinen Fähigkeiten, Talenten und Neigungen entsprechend gefördert und 2. das Kind muss nicht im Geiste einer bestimmten gesellschaftlichen Ideologie aufwachsen, sondern erhält die Möglichkeit, sich selbst herauszufinden und seine eigene Weltanschauung zu entwickeln.

Der erste Punkt ist unstrittig. Selbst öffentliche Schulen bemühen sich um individuelle Förderung, wobei ihnen freilich die Limitierungen durch des eigene System im Wege steht. Der zweite Punkt dagegen ist ein Stein des Anstoßes, darum will ich hier einige Gedanken darüber äußern.

Jeder Mensch, der in eine Gesellschaft sozialisiert wird, übernimmt zunächst kritiklos deren Weltanschauung. Wie Kinder ihren Eltern alles glauben, so glauben Menschen unkritisch dem Geflüster des Man, dem Gesang der sozialen Umwelt. Über weite Strecken ist diese Weltanschauung ethisch indifferent und darin harmlos. Sie beinhaltet bei allen Kulturen ähnliche Konzepte von gut und böse, bzw. gutem und schlechtem Handeln wie z.B. Eigentumsrechte, körperliche Integrität, Stellung vor dem Gesetz usf. In unserer westlichen Zivilisation steht das freie und selbstbestimmte Individuum im Zentrum des Denkens und der politischen Gestaltung. Wir rekurrieren stark auf logisches, wissenschaftliches Denken und organisiertes, planvolles und zukunftsorientiertes Handeln. Unsere Wirklichkeitskonzeption neigt tendenziell einem materialistischen Atheismus zu. Tatsächlich ist die Idee der „Volksschule", also einer Bildungseinrichtung für die breiten Massen, selbst eine Errungenschaft eben dieser Weltanschauung. Aber eine Weltanschauung ist nicht immer nur indifferent, sie birgt auch gewisse Gefahren, vor denen Eltern ihre Kinder schützen wollen oder gar müssen, nämlich dort, wo sie die Grenze zur sozialen Ideologie überschreitet, also einen ideellen Absolutheitsanspruch gegen die faktische Wirklichkeit zu behaupten sucht. In unserem Fall der westlichen Zivilisation sind das u.a. der viel beklagte ethische Relativismus, ein allzu plattes Nützlichkeitsdenken, ein Hang zu primitiv-materialistischem Hedonismus, wahlloser Promiskuität und Konsumismus – wir wissen ja alle, woran es dem Westen gebricht. Andere Kulturen oder Kulturkreise haben andere Ansichten und Probleme. Die propagierten Gegenkonzepte zu unseren Zivilisationskrankheiten sind auf der anderen Seite auch nicht viel besser, ich spreche bspw. vom zunehmend um sich greifenden religiösen Rigorismus oder der Wiederkehr totgeglaubter radikal-sozialistischer Ideen. Besagter religiöser Rigorismus wird mit Vorliebe von den Medien als abschreckendes Beispiel für das Homeschooling angeführt, obgleich er nur eine vergleichsweise kleine Fraktion der Homeschooler repräsentiert. Ob man nun den Fernseher anbetet oder Jesus, ob man einem wissenschaftlichen Weltbild folgt, das das Dasein als kaltes und völlig berechenbares Faktum fassen will, oder einem religiösen, das mittelalterliche und unpraktikable Wertvorstellungen propagiert und überall Geister und Gespenster am Werke sieht (freilich nur dem eingeweihten Blick des Gläubigen erkenntlich), macht für mich keinen großen Unterschied – wir lehnen in der Familie Graf beide Extreme ab. Man denkt bei uns noch selber und das wollen wir unseren Kinder auch so vermitteln. Sie sollen sich selbst als freie, selbstbewusste und selbstverantwortliche Individuen aus den existentiellen Möglichkeiten herausfinden. Sie sollen gute und disziplinierte Arbeiter sein, wenn sie das möchten, schaffensfreudig und kreativ, wenn es ihrem Wesen entspricht. Ob sie später im Leben am Fließband stehen oder ein Unternehmen leiten, ob sie Chirurgen werden oder Schrotthändler, ob Christen oder Kommunisten, das spielt für uns keine (große) Rolle, solange sie glücklich sind und ihr Leben aus eigener Kraft produktiv führen und gestalten können.

Sicher, als Eltern müssen Sie bestimmte Vorgaben machen. Setzen Sie den eigenen Standpunkt aber nie als absolut fest, sondern weisen Sie stets auf andere, auch konträre Sichtweisen hin. Erklären Sie, warum Sie persönlich das eine bevorzugen oder sich für eine bestimmte Ansicht entschieden haben. Akzeptieren Sie konträre Meinungen Ihrer Kinder, aber tun Sie das nie kampflos: Lassen Sie Ihr Kind erklären und begründen – so lernt es zu denken. Und ein denkender Mensch (d.h. geistig flexibel, anpassungsfähig und -bereit) wird im Leben auf kein Problem stoßen, das er nicht lösen kann.

Was die Gefahren angeht, wird weiterhin behauptet, dass Kind würde nicht ausreichend sozialisiert werden, da es ja außerhalb der Schule keinen Kontakt zu anderen Kindern hat. Diesem Argument ist entgegenzustellen, dass die Schule keinesfalls der exklusive Ort der Begegnung von Kindern ist. Es gibt etliche Vereine, in denen der eigene Nachwuchs unter seinesgleichen kommen kann. Es Spielplätze, wo zwangloses Kennenlernen möglich ist. Dass Argument, die Schule sei eine Art institutionelle Bedingung für eine erfolgreiche Sozialisierung (was immer das bedeuten mag), ist genauso als würde man sagen, nur am Arbeitsplatz könne man neue Leute treffen. Ihr Kind wird sich sozialisieren, haben Sie diesbezüglich keine Sorge.

Schulungsmodelle

Ich möchte dieser Fragen keinen allzu großen Raum schenken. Ob und wie Sie Ihr Kind unterrichten, hängt von vielen verschiedenen Faktoren ab. Dazu gehören Talent, Charakter und Interessen des Zöglings, Ihre eigenen pädagogischen und intellektuellen Fähigkeiten, Zeit und Geld, das soziale und kulturelle Umfeld usf. usf. Es gibt keinen „besten" Weg, keine „ideale" Art des Unterrichts, außer eben jene, die aus der individuellen Situation heraus organisch erwächst. Ich werde daher nur das mögliche Spektrum beschreiben, indem ich die äußersten, die extremen Pole aufzeige. Die allermeisten Heimschulen werden sich irgendwo dazwischen wiederfinden, höchstens ein wenig der einen oder anderen Seite zugeneigt.

Strikte Heimschule

Eine strikte *Heimschule* wird nach einem festen Lernplan unterrichten, feste Zeiten einhalten, Hausaufgaben vergeben und sogar Leistungen planmäßig oder spontan abfragen, bewerten und Fehlleistengen sanktionieren. Diese Art der Schule erstreckt sich oft über den Kreis einer einzelnen Familie hinaus. Mehrere Familien teilen sich die Arbeit, wobei die Eltern nach Befähigung und Background verschiedene Fächer unterrichten. Diese Familien sind oft eng miteinander verbunden. So sind in den USA bspw. religiös konnotierte Gemeinde-, Familien- oder Kleinstschulen keine Seltenheit.

Die Vorteile einer strikten Heimschule liegen in der

Hauptsache in der Quantität und Tiefe des vermittelten Wissens. Der Einzel- oder fast Einzelunterricht bietet Förderungsmöglichkeiten, die selbst elitäre Privatschulen in den Schatten stellen, sofern die Eltern sich redlich bemühen und entsprechende Kompetenzen und Ressourcen mitbringen. Die intensive Zusammenarbeit zwischen Lehrer(n) und Schüler(n) kann herausragende Ergebnisse zeitigen – je nach Lehrplan freilich im guten wie im schlechten Sinn.

Die Nachteile dieser Beschulungsmethode liegen in der latenten Gefahr der Isolierung des Schülers von der Außenwelt (diese ist nicht selten intendiert) sowie eine möglicherweise schädliche Indoktrination (die ebenfalls nicht selten intendiert ist). Dazu ist der „Lernerfolg" wie gesagt sehr vom Können und Wollen der Lehrenden abhängig.

Freies Lernen

Freies Lernen geht von der an sich richtigen Idee aus, dass es dem Menschen natürlich ist zu lernen und dass er das auch automatisch in der für ihn optimalen Weise tut. Insofern verzichtet dieses Lernmodell, wenn man es überhaupt so nennen will, auf alle festen Strukturen und überlässt den Zögling ganz seinen Neigungen. Häufig geht freies Lernen mit antiautoritären Erziehungsansätzen Hand in Hand. Diese seltsame Kopfgeburt der 68er Bewegung findet auch heute noch Anhänger und Anwender.

Ich will gar nicht bestreiten, dass freies Lernen funktionieren kann, ja, bei manchen Kindern, die über einen sehr ausgeprägten inneren Antrieb verfügen, sogar die optimale Strategie darstellt. In den allermeisten Fällen funktioniert dieses extreme Nicht-Einmischen aber nicht. Kinder brauchen und suchen Struktur, sowohl was ihr Verhalten, ihre Vorstellungen, als auch, was ihr Wissen und Können angeht. Diese Struktur oder genauer: die Strukturierung der Kompetenzen bedarf nicht nur eines Freiraums, in welchem sich das Kind entfalten kann, es braucht zudem eine achtsam formende

Kraft, die klare Grenzen zu ziehen vermag, die aber auch hilft, Widerstände zu überwinden.

Ich habe hier in den USA Freilerner kennengelernt, die bemerkenswert intelligent und belesen waren. Ich habe auch aber welche getroffen, die als Teenager kaum Lesen und Schreiben konnten und sich für Nichts und Niemanden interessieren. Sie können mit freiem Lernen beginnen, und dann sehen, welche Fortschritte Ihr Kind macht. Seien sie allerdings gewarnt: Vom freien Lernen zu einem geordneten Lernmodus zurückzukehren ist weit schwieriger, als umgekehrt.

Goldene Mittelwege

Wie so oft im Leben scheint auch in dieser Angelegenheit der Mittelweg oder ein Mittelweg, *Ihr* Mittelweg, die beste Lösung zu sein. Kinder brauchen und wollen Strukturen, Grenzen und auch Input, intellektuelle Stimulanz. Sie brauchen und wollen aber auch die Freiheit, sich selbst zu entwickeln, ihre eigenen Erfahrungen zu machen und ihre eigenen Schlüsse zu ziehen.

Wir versuchen unsere Grenzen möglichst unauffällig zu ziehen. Was das Lernen angeht, verlangen wir von unseren Kindern keine Ergebnisse. Aber wir schaffen Situationen, in denen Lernerfolge belohnbar werden und in denen bestimmte Kompetenzen, sich als wertvoll, ja unumgänglich erweisen. So verlangen wir von unserem Ältesten beispielsweise nicht direkt, er soll schreiben üben. Aber wir fragen ihn, ob er etwas vom Einkaufen haben möchte, ein bestimmtes Obst etwa. Und wenn er bejaht, dann sagen wir recht beiläufig: „Nun, dann schreib es auf die Liste." Diese hängt am Kühlschrank, in der richtigen Höhe und hat liniertes Papier...

Wenn Papa arbeitet, helfen die Söhne – da kommt es schon mal vor, dass ausufernde Pläne gezeichnet werden, wobei man gewisse geometrische Grundsätze erlernen kann. Beim Bauen und Reparieren lernt man Material und Werkzeug kennen, Arbeitsorganisation und planvolles Vorgehen. Der Lernende kann schnell mal etwas zusammenzählen oder ausmessen, und dann, weil so gute Arbeit geleistet wurde, kann man ihn mit einem oder zwei Dollar bezahlen. Immer funktionieren diese „Tricks" und „Lernfallen" nicht. Aber oft tun sie das. Andere Eltern haben andere Systeme. Viele arbeiten mit Belohnungen. So setzen sie ihren Kinder etwa Lernziele, die innerhalb eines bestimmten Zeitraums erreicht werden müssen, um eine bestimmte Belohnung zu erwerben. Wie diese Ziele erreicht werden, stellen sie ihren Sprösslingen frei. So kommen auch hier beide Welten, Ordnung und Freiheit, zusammen. Wichtig ist im Hinterkopf zu behalten, dass, egal wie Sie das Thema Lernen angehen, positive Affirmationen immer wirksamer sind als Sanktionen: Lob und Lohn bewirken mehr in der Kinderseele als Drohungen und Strafen, wobei auch Letzteres natürlich seinen Raum im weiten Feld der Erziehung hat, aber eben nicht bei der Ausbildung.

Rechtliches

Homeschooling ist in Deutschland und seit 2012 in Schweden illegal. Der Rest der Welt stellt es den Eltern frei, ihre Kinder zu hause zu unterrichten, wobei jeweils verschiedene Anforderungen und Einschränkungen zu berücksichtigten sind, die den Hausunterricht mehr oder weniger reglementieren. Das Verbot des Hausunterrichts und die Einführung des *Schulzwangs* (d.i. die physische Anwesenheitspflicht in einem als Schule designierten Gebäude, unabhängig davon ob oder was dort unterrichtet wird) in Deutschland haben wir den düsteren Tagen des Dritten Reichs zu verdanken. Über die Schule sollte die neue Generation ab 1938 anständig ideologisiert und auf die je einzunehmende Rolle in der Volksgemeinschaft vorbereitet werden – man brauchte damals vor allem gute und loyale Soldaten und gebärfreudige Mütter, um für Nachschub an den Fronten zu sorgen. Der Schulzwang wurde nach dem 2. Weltkrieg aufrechterhalten, um die Kindlein dann entsprechend anders zu ideologisieren. Heute besteht der Schulzwang schlichtweg aus Trotz des Gesetzgebers, denn einen nachvollziehbaren Grund dafür gibt es offensichtlich nicht mehr: Unsere europäischen Nachbarn (mit Ausnahme der Schweden), ja die ganze Welt, erlaubt den Unterricht zu hause und warum auch nicht?

Wir sind dann auch primär aus diesem Grund in die USA ausgewandert. Die meisten Homeschooler gehen gerade über die Grenze. Das Elsass ist sehr beliebt (man spricht dort Deutsch), ebenso Belgien oder Tschechien. Österreich stellt vergleichsweise strenge Anforderungen an den Heimunterricht, aber auch dort gibt es eine wachsende Zahl von (deutschen) Familien, die sich der Bildung ihrer Kinder persönlich angenommen haben.

Nochmal. Homeschooling ist in Deutschland illegal. Wenn Ihre Kinder keine staatlich anerkannte Schule besuchen und Sie auf den behördlichen Radar geraten, drohen Bußgelder bis hin zu Beugehaft und Kindesentzug (dies meiner Meinung nach eine menschenunwürdige Foltermaßnahme). Das ist kein Scherz. Die Behörden haben relativ wenig mit Homeschoolern zu tun, weswegen die ergriffenen Maßnahmen je nachdem, in welchem Bundesland und Landkreis Sie sich aufhalten, durchaus über das Maß des Angemessenen schlagen können. Sie können Ihr Kind mit Süßigkeiten vollstopfen, es völlig verkommen und sich herumtreiben lassen, ihm Alkohol und Zigaretten geben und sicher sein, dass lange, sehr lange nichts, wirklich gar nichts passieren wird. Aber wehe Sie wagen es, das Wohl Ihres Kindes in die eigenen Hände zu nehmen, dann bricht die geballte Wut des Staates wie eine Sturmflut über sie zusammen. Auch wenn Ihr Kind in der Schule gemobbt werden sollte, verprügelt, bedroht, wenn dort Gewalt und Drogen an der Tagesordnung sind, wenn niemand mehr Deutsch spricht und die Lehrerschaft schlichtweg aufgegeben hat, müssen Sie Ihr Kind dorthin schicken oder eine staatlich akzeptierte Alternative, z.B. eine Privatschule, suchen, die kostet und u.U. auch gar nicht so leicht zu erreichen ist, je nachdem, wo Sie wohnen.

Ich manchen Bundesländern verfahren die Schul- und Polizeibehörden freilich eher rücksichtsvoll, menschlich und vernünftig. Teilweise ignorieren Sie die „Delinquenten" einfach, sofern es den Kinder gut geht. Teilweise sind die Zustände aber auch so desolat, dass die Behörden überhaupt keine Mittel haben, die Anwesenheit zu erzwingen – so in vielen Großstädten, bzw. in den „Problembezirken" derselben. Selbstredend ist es keine gute Idee, sich in eines dieser urbanen Ghettos zu setzen, nur um unter den Radar fliegen zu können.

Es gibt es Deutschland angeblich um die tausend zuhause unterrichtende Familien. In Wahrheit liegt die Zahl bedeutend höher. Die Community ist recht gut untereinander vernetzt. Man tauscht Tipps aus, wie man den Unterricht gestalten kann, welche Erfahrungen man gemacht hat, aber auch, wie man sich vor dem allsehenden Auge des Staates verbergen kann. Tatsächlich gibt es einige Möglichkeiten unter dem Radar zu fliegen, die ich an dieser Stelle verständlicherweise nicht weitergeben kann. Auf der anderen Seite ist ein Leben im Verborgenen, ein Leben in beständiger Furcht aufgestöbert oder denunziert zu werden, keineswegs angenehm oder erstrebenswert. Besser ist der Gang über eine der nahen Grenzen und darin in die Legalität. Schade, dass man sich in Deutschland wieder verstecken muss, wenn man...anders ist oder denkt.

Lernziele und -mittel

Kinder sind natürliche Lernmaschinen. Man muss sie nicht zwingen zu lernen, denn sie wollen von sich aus wissen und können. Die Reichweite ihres Wissensdurstes ist dabei sehr individuell, ebenso die Interessen am Erlernen bestimmter Kompetenzen. Der eine arbeitet gerne mit den Händen, der andere zeichnet, der dritte denkt nach und erfindet. Der eine ist affin für Bauwerke, der andere interessiert sich für Möbel, der dritte für Maschinen, der vierte für Schaltkreise usf. Ideal ist, wenn ein Kind die Möglichkeit hat, sich für alles zu interessieren und in alle Bereiche hineinzublicken, um sich dann selbstständig und semi-autodidaktisch Kompetenzen und Wissen in den entsprechenden Feldern in der ihm persönlich zukommenden Art anzueignen.

Über das Internet steht uns eine unglaubliche Fülle von Informationen in allen möglichen Varianten, Tiefen und Aufarbeitungen zur Verfügung. Ein verantwortlicher Umgang mit diesem Medium gehört meines Erachtens zu den Grundkompetenzen unserer Zeit. Das bedeutet, der junge Mensch muss in der Lage sein, gute Informationen zu finden (auch abseits der großen Quellen, deren Qualität teilweise unterirdisch ist) und schlechte, irreführende frühzeitig zu erkennen und ihnen aus dem Weg zu gehen. *Kritische Reflexion und Denkvermögen* sind die Mittel, diese Kompetenz zu erzeugen. Der kritische Verstand wird durch tiefgehende Unterhaltungen gefördert. Das philosophische Lehrgespräch, dass ein Problem aus allen möglichen Blickwinkeln untersucht, ist der einfachste, interessanteste und vielleicht beste Weg, einen Menschen das Denken zu lehren – ein netter Nebeneffekt: nicht nur das Kind profitiert, sondern man selbst in gleicher Weise, weil man gezwungen ist, seine eigenen Gedanken und Vorbehalte zu vereinfachen, Beispiele und Vergleiche zu finden, sie zu erklären, zu rechtfertigen und beständig zu revidieren.

Denkvermögen, ein scharfer, kritischer Intellekt, ist das Alpha und Omega der Bildung.

Daneben gilt es noch einige intellektuelle Grundkompetenzen zu erlernen, die für ein erfolgreiches Leben in unserer Gesellschaft unerlässlich sind. Diese sind: Lesen, Schreiben, Rechnen und Sprache. Erstaunlicherweise gebricht es vielen Mitmenschen an diesen Grundkompetenzen – ich schließe mich da nicht aus.

Das Interesse am *Lesen* beginnt bei den meisten Kindern bereits vor dem Schulalter. In meiner Kindheit wurde den Eltern dann empfohlen, ihren Erben auf keinen Fall schon das Lesen beizubringen, diese würden sich dann in der Schule langweilen. Ich persönlich halte es da eher mit dem Montessori-Ansatz, obgleich ich dessen Manifestation als Privatschule nicht besonders gelungen finde. Als wir noch in Deutschland waren spielten wir mit dem Gedanken einer Privatschule. Wir machten uns mit Waldorf und Montessoripädagogik und – schulen in Bayern vertraut. Der Montessoriansatz geht von Interessenfenstern aus. Das Kind entwickelt zu bestimmten, unvorhersehbaren Zeiten Interessen an bestimmten Tätigkeiten, z.B. Lesen, Musizieren usf. Ideal ist es dann, wenn jemand da ist, der dem Kind hilft, diesem Interesse planvoll nachzugehen, um daraus eine Kompetenz zu entwickeln. Ideal ist zudem, wenn Dinge, die dieses Interesse unterstützen, vorhanden sind. Stellen wir uns ein Glockenspiel im Kinderzimmer vor. Das spielende Kind rührt das Instrument nicht an. Dann aber, ganz unvermutet, zeigt es plötzlich Interesse an Musik. Es nimmt das Glockenspiel zur Hand (oder man gibt es ihm) und spielt damit. Nun kann der Erwachsene hinzutreten, um ihm eine Melodie beizubringen, die korrekte Haltung der Klöppel, das Notenlesen, Tonfolgen usf. Fehlt das Glockenspiel, schließt sich das Fenster wieder. Vielleicht für immer. Wie gesagt, ich bin kein orthodoxer Anhänger der Montessoripädagogik, aber die Erklärung mit den sich öffnenden Interessenfenstern finde ich logisch und zutreffend, sie deckt sich zudem mit meiner eigenen Erfahrung.

Zurück zum Lesen. Wenn Ihr Kind Interesse an Buchstaben und Büchern zeigt, setzen Sie sich mit ihm hin und bringen ihm Lesen bei. Freilich sollten Sie ein paar Leseanfängerbücher zur Hand haben, und den kleinen Leser nicht gleich mit Shakespeare erschlagen. Lesenlernen geht erfreulicherweise sehr einfach und ganz ohne Frustration. Sobald die Buchstaben identifiziert werden können, haben wir den Grundstein gelegt. Alles weitere geht (fast) wie von selbst. Über das konkrete Wie sprechen wir im nachfolgenden Abschnitt.

Schreiben ist so wichtig wie Lesen. Tatsächlich gehen beiden Kompetenzen Hand in Hand. Trotzdem wird das Lesen meist früher (und schneller) erlernt als das Schreiben. Das ist auch ganz natürlich, wenn man darüber nachdenkt. Lesen bedarf lediglich des Intellekts, während das Schreiben zusätzlich feinmotorische Fähigkeiten erfordert. Einen Stift korrekt zu halten und gerade Linien zu zeichnen, Buchstaben zu formen und diese in Worten und Sätzen anzuordnen ist recht anspruchsvoll.

Rechnen bezeichnet die Fähigkeit des erweiterten Zählens. Etwas anderes ist das Rechnen nämlich nicht. Wir mussten in der Schule das Einmaleins noch auswendig lernen. Ich schätze, dass man heutzutage über solche stupiden und sinnlosen Maßnahmen hinausgekommen ist. Beim Rechnen geht es wie beim Lesen um das Verstehen bestimmter Zähloperationen. Ist dieses Grundverständnis hergestellt, stellen auch Fraktion, Algebra und Konsorten keine große Herausforderung mehr da – ich sprechen von Basiskompetenzen. Fehlt das Grundverständnis, wird es schwierig. Rechnen ist anstrengend und mithin frustrierend. Man muss hier aufpassen, dass man den jungen Mathematiker nicht zu sehr überfordert, sonst blockiert der Verstand, das Köpfchen raucht und es geht bald gar nichts mehr.

Sprachkompetenz meint nicht einfach nur Sprechen, es meint Ausdruck, die Fähigkeit zur Reflexion, Abstraktion und Kombination. Sprache scheidet den Menschen vom Tier. Unser Intellekt operiert mit und durch Sprache. Je tiefer das Verständnis der Sprache geht, desto vielfältigere Möglichkeiten hat der Intellekt, sich zu entwickeln. Es hat einen guten Grund, warum wir etwa vom Wort-*Schatz*, vom Thesaurus reden. Besitz und Verständnis vom Zustandekommen von Begriffen und Definitionen sind ein wertvolles Kapital. Sinnloses Nachplappern dagegen ist wertlos und gefährlich. Heidegger meinte, die Sprache sei das Haus des (Da)- Seins. Wir möchten, dass unsere Kinder in einem möglichst großen, gut ausgestatteten und aufgeräumten Haus leben, das sie selbst einrichten können. Im folgenden Abschnitt sprechen wir darüber, wie wir unseren Kindern helfen können, ein solches Haus in sich zu erbauen.

Lernräume

Wenn Sie herausgefunden haben, wie Sie Ihre Kinder unterrichten wollen, ob eher schulisch oder eher frei, stellt sich bald die Frage nach Lernräumen, also Orten, an denen praktisch und intellektuell gearbeitet wird. Viele Homeschooler funktionieren den Ess- und/oder Küchentisch um. Das hat viele Vorteile. Er ist groß genug, um der Familie Platz zu bieten und er befindet sich in einer „neutralen" Zone. Im Kinderzimmer wird gespielt, im Wohnzimmer gelebt (die englische Bezeichnung „Living room" finde ich passender als unsere), im Schlafzimmer schläft man. In der Küche wird manchmal gegessen, vor allem aber gearbeitet, d.h. gewirtschaftet. Sie ist ein Ort der Begegnung, der (meist nicht intimen) Kommunikation. Wer ein Esszimmer hat, kann jenes benutzen – es erfüllt den selben Zweck. In Küche und/oder Esszimmer sind Beleuchtung und Ausstattung zudem meist vorteilhaft für die Hausschule: hell und formell.

Wer seine Kinder freilernen lässt, braucht keinen spezifischen Lernraum – er wird zwangsweise das ganze Haus und Grundstück zur Schule umfunktionieren müssen, denn Kinder lernen immer und überall. Wir haben „Lernmaterialien" dementsprechend verteilt. In der Werkstatt, einem kleinen Gebäude zwischen zwei mächtigen Eichen, finden sich Werkzeuge, aber auch bearbeitbares Material: Bretter, Holzblöcke, Nägel, Schrauben usf. Zudem gibt es eine handvoll Bücher und Zeitschriften mit Anleitungen, Bildern und Erklärungen. So verbindet man Kopfarbeit mit Handarbeit. In einem anderen Nebengebäude findet sich ein Fangnetz, eine primitive Angel, Einmachgläser usf. sowie ein zerfledderter Almanach, der Tier- und Pflanzenwelt Neuenglands bildhaft beschreibt. Wird ein Tierchen gefangen, kann man nachblättern, ob man es nicht in gemalter Form wiederfindet und so seinen Namen bestimmen kann.

Wir profitieren freilich in unserer speziellen Situation von einem großen Grundstück, mit bemerkenswertem Baumbestand und angrenzendem

Bachlauf, also einem eher naturnahen Bereich. Selbiges kann aber auch auf kleineren und vor allem domestizierten Grundstücken ermöglicht werden. Ein kleiner Kräutergarten, ein kleiner Teich, ein Busch, eine Nische in der Garage usf. – überall finden sich Orte und Möglichkeiten, zu lernen und zu leben.

Wie lange kann man Homeschooling machen?

Über diese Frage sollte man sich rechtzeitig Gedanken machen. Natürlich kann man Homeschooling bis zum Ende, d.h. bis zum Erwerb eines Abschlusses betreiben. Diesen kann man selbstverständlich an einer regulären Schule erwerben, indem man an der staatlich zugelassenen Prüfung teilnimmt. Das geht auch in Deutschland, wobei die Schulbehörde zuvor die Klassenreife feststellen muss. Alternativ kann ein Abschluss an einer Privatschule angestrebt werden. Hier sind die Zulassungsbedingungen von Schule zu Schule unterschiedlich.

Viele Homeschooler treten ab einem bestimmten Zeitpunkt in das reguläre Schulsystem ein (zugelassene Privatschulen inklusive), sei es, weil ihre Freunde die Schule besuchen oder weil sie eben einen Abschluss erwerben wollen oder weil der Unterricht durch die Eltern bzw. in Eigenregie an seine Grenzen gekommen ist. Wenn sich ein Übertritt anbahnt, ist es wichtig, obligatorisches Schulwissen, das nicht gelehrt und gelernt wurde, nachzuholen. Wir haben darüber gesprochen, dass der Heimunterricht u.U. ziemlich individualisiert verlaufen kann. Das bedeutet, dass ein Schüler vielleicht über die Kompetenzen und das Wissen eines erfahrenen IT-Spezialisten verfügt, aber keine Ahnung von Erdkunde hat. Oder es bedeutet, dass Ihr Kind vielleicht überragende praktische Fähigkeiten erworben hat, es ihm aber an der Theorie mangelt. Das kann zu Problemen führen, vor allem aber ist es eine frustrierende und enttäuschende Erfahrung für Ihr Kind, wenn es in der Schule feststellen muss, dass es hinter seinen Klassenkameraden „zurückgeblieben" ist – man sieht ja immer nur die eigenen Defizite. In Deutschland können zusätzlich rechtliche Konsequenzen auf einen zukommen, wobei diese sich bei einem Eintritt ins Schulsystem in Grenzen halten dürften. In den USA gibt es verschiedene Möglichkeiten des Übertritts. In der Regel ist eine Anmeldung zum Schuljahr, bzw. zum Semester erforderlich. Aber auch die fließende Eintritte in ein laufendes Jahr sind möglich. Manche Bundesstaaten bieten Homeschoolern die Teilnahme an einzelnen Fächern an, was großartig ist und das Beste beider Welten in sich vereint. Anderen Staaten, bzw. Gemeinden bieten den Homeschoolern Beratung, Unterstützung und sogar Lehrmaterial an. Diese Dinge und Dienstleistungen sind übrigens kein Almosen. Man darf nicht vergessen, dass über die Property Taxes die Bewohner einer Gemeinde ihre lokale Schule finanzieren. Man darf also auf ein gewisses Entgegenkommen rechnen, und wenn dieses nur in der wohlmeinenden Duldung besteht, z.B. in den Staaten mit strikteren Regelungen wie New York oder Vermont.

Am Besten telefonieren Sie vor einem Übertritt mit dem Direktor der in Frage kommenden Schule. Er ist in den meisten Fällen die entscheidende Instanz.

Übertritte von einer Heimbeschulung ins reguläre System sind meist für Adoleszente oder Teenager interessant. Die treibenden Kräfte sind intellektuelle Unterforderung oder schlicht der Wunsch, sich seinen Altersgenossen anzuschließen. Letzteres ist vor allem der Fall, wenn die Heimschüler eher für sich oder unter sich geblieben sind, so z.B. in ländlichen Regionen. Wir genießen im Augenblick den Luxus in einer Vorstadtgemeinde zu leben. Der Spielplatz hier ist riesig, gut ausgestattet, sehr sauber und jeden Abend mit Scharen von Kindern gefüllt, sodass das Kontakteknüpfen (und Englischlernen) keine allzu großen Schwierigkeiten bereitet. Die vermeintliche soziale Isolierung ist der gewichtigste Einwand gegen das Homeschooling. Man sollte darauf achten, dass die eigenen Kinder Kontakte zu anderen haben *können*, wenn sie wollen. Es müssen nicht viele sein. Die Kinder der Nachbarschaft genügen meist schon.

Welche Abschlüsse? Wie geht es weiter?

Die technische Frage nach Abschlüssen braucht keine großen Erklärungen. In Deutschland wie in den USA und meines Wissens in praktisch allen anderen Ländern der zivilisierten Welt kann man als Externer an den staatlich zugelassenen Schule staatlich zugelassene Prüfungen ablegen, um staatlich anerkannte Abschlüsse zu erhalten. Letztere sind teilweise nötig, um Lehrstellen zu bekommen oder eine höhere Schule besuchen zu dürfen – in den USA handhabt man diese Dinge weit lockerer. Auch ohne Highschoolabschluss ist ein Berufseinstieg und sogar ein späteres Studium möglich, wenn dieser Weg auch ein wenig steiniger ist.

Um sich auf die gewünschten Prüfungen vorzubereiten, gibt es entsprechende Arbeitsbücher und Hefte. Je nach Abschluss sollten 6-12 Monate Vorlauf geplant werden. Auch mit der zuständigen Schulbehörde muss rechtzeitig Kontakt aufgenommen und das weitere Vorgehen geplant werden. Da Homeschooling nicht als Schulbesuch anerkannt wird, muss der zuständige Direktor, bzw. das Kollegium über die Jahrgangsreife entscheiden. Meist wird der Prüfungswillige zu einem Probeunterricht eingeladen. Der Besuch der Abschlussklasse kann ohnehin eine gute Ergänzung für die Abschlussvorbereitung darstellen.

Spezielle Angebote für Homeschooler im Ausland erlauben einen Abschluss zu machen, den man sich dann in Deutschland anerkennen lassen kann. Die meisten Anerkennungen laufen auf Quali oder Realschulabschluss hinaus. Auf der entsprechende Seite des Bildungsministeriums anerkennung-in-deutschland.de kann man sich informieren.

Grundlagen des praktischen Lernens:
Produzieren statt Reproduzieren

Lesen

Lesenlernen geschieht in zwei Abschnitten. Der erste ist die Verknüpfung des Zeichens (Buchstabe) mit dem dazugehörigen Laut. Dieser Vorgang ist das Schwierigste an der ganzen Sache. Gedächtnis und Lernfähigkeit von Kindern sind zwar extrem gut (weswegen man ihnen Fremdsprachen ja auch schon so früh wie möglich beibringt), aber das Alphabet ist ja auch nicht gerade kurz. An uns ging dieser Kelch erfreulicherweise zweimal vorüber. Niemand dachte in unserer Familie daran, unserem Großen das Lesen beizubringen, als er plötzlich ein sonderbares Vergnügen daran entwickelte, jeden Abend ein ganz bestimmtes Video anzusehen. Wieder und wieder, Abend für Abend, mehrfach. Das Video bestand aus einem ABC-Liedchen, bei dem die Buchstaben lautisiert wurden. Das war alles. A klingt ahhhh in Ahhhmeise, B ruft b wie Biiiennne....... Furchtbar, aber effizient, furchtbar effizient eben. Am Anfang fand unser Großer das vor allem witzig. Er war gerade fünf geworden und wir dachten uns nichts weiter dabei. Irgendwann deutete er dann auf den Anfangsbuchstaben einer großen deutschen Discounterkette, der dick und gelb auf einem Prospekt auf dem Küchentisch glühte und sagt: llll.

Kleine Buchstaben, Schreibschrift sowie verschnörkselte Schriftzeichen lernte er etwas später. Mit Letzteren hat er heute noch zu kämpfen. Das kleine l und das große I konnte er oft nicht auseinanderhalten. Ebenso V und U.

Nachdem die Buchstaben als Lautträger identifiziert wurden, übt man das Lautisieren. Wir haben mit kleinen Worten angefangen und stets großes Lob gespendet: wer, was, du, er, es usf. Erstaunlich leicht wurden Besonderheiten wie pf, ie, ei, ck, tz, eu, ch, sp, st usf. erlernt. Ich hatte hier mit größeren Schwierigkeiten gerechnet und war selbst nicht wenig überrascht, wie schnell und leicht das ging.

Man müsste annehmen, dass Lautisieren praktisch schon das Lesen impliziert. Das tut es aber keineswegs. Ein Kind kann wunderbar lautisieren, ohne auch nur die geringste Ahnung davon zu haben, was es da eigentlich liest. Seine Konzentration ist ganz vom erzeugten Laut in Anspruch genommen. Wir waren ja so stolz auf unseren Lautisierer und haben seine Künste den Großeltern vorgeführt. Diese Eitelkeit wurde sofort bestraft. Am Anfang waren alle hin und weg bis auf Opa Grummel, der unseren Sohn dann fragte, was er denn da eigentlich gelesen haben. Unser Sohn begann von neuem zu lautisieren und der Opa stellte ihn – sehr freundlich – und uns – etwas unfreundlicher – bloß.

Der Sprung vom Lautisieren zum Verstehen erfolgt durch langsames, lautes Vorlesen. Das Kind muss *hören*, was es sagt, es muss die eigenen Laute als Wort identifizieren. Wenn Sie ein Wort einfach nur lautisieren, klingt es tatsächlich fremd. Die Silben haben die gleiche Länge und die typische Betonung fehlt. Kennen Sie den Witz, vom Chinesen, der beim Straßenbauamt arbeitet? Sein Name ist: Um Lei Tung. Wird das Wort verstanden, spricht man es im Ton der Alltagssprache aus. Lautisierende Kinder würden sagen: Lllaauuutiissssiiiirrrrennde Kiinnndeeerr. In der Alltagssprache heißt das etwa: Lautisierendä Kinda. Ich spreche hochdeutsch nebenbei.

Wir benutzen LÜK-Kästen zum Lesenlernen. Ein besonders hilfreiches Modell waren Vater-Sohn Comics worunter Fragen zum Bild standen. Die zu lesende Frage muss also verstanden werden, um die richtige Antwort geben zu können. Man kann sich das etwa so vorstellen: Der Vater hält einen Kuchen in der Hand und die Frage neben dem Bild lautet: Was hält der Vater in der Hand? A. Hammer, B. Kuchen. C. ... Die richtige Antwortsequenz ergibt dann ein bestimmtes Muster, das mit umgedrehten Plastikstücken zuerst verborgen Antwort um Antwort gelegt wird. Unser Großer ist sehr stolz, wenn er das hinkriegt und sehr wütend, wenn etwas danebengeht.

Schreiben

Schreibenlernen ist mühsam. Hier geht es nicht um nur Verstehen wie beim Lesenlernen. Hier fällt nicht einfach der Groschen, sondern jedes Zeichen muss „mit der Hand" eingeübt werden. Man kann sich die Sache aber auch hier einfacher und schwieriger und vor allem für das Kind frustrierender gestalten.

Zunächst möchte ich ein Geständnis machen: Wir haben mit dem uralten Dogma gebrochen, Schreibschrift zu lehren. Wir sind in vielen Dingen eher altmodisch, in dieser Angelegenheit aber scheinen wir im „Geist der Zeit" zu stehen, was immer das bedeuten mag. So hübsch sich die kalligraphische Darstellung auch dem Auge darbietet, so wenig zeitgemäß ist sie im Alltag. Wichtiger als Kalligraphie ist eine frühzeitige und sichere Typographie – der Umgang mit dem Keyboard. Auch was das mit der Hand Geschriebene anbelangt, haben wir den Druckbuchstaben in den Fokus gestellt. Es schreibt sich zwar ein klein wenig langsamer als mit der klassische Schreibschrift, dafür ist die Lesbarkeit deutlich höher – dieses war und ist ein großes Problem bei vielen „unordentlichen" Schreibern. Sobald unser Sohn eine schnelle und halbwegs saubere Schrift mit Druckbuchstaben entwickelt (auch diese sehr persönlich und, wenn man nach den ersten Versuchen urteilt, nicht einmal unansehnlich) hat, machen wir ihn mit der klassischen Schreibschrift vertraut. Dann kann er nach eigenem Gutdünken entscheiden, welcher Schreibweise er sich später bedient oder ob er, wie viele Erwachsene, beides vermischt.

Noch vor dem Papier haben wir ihn mit dem Keyboard vertraut gemacht. Wenn er abends Videos schauen wollte, ließen wir ihn selbst die Titel eingeben. Zuerst diktierten wir noch die Buchstaben – immer wieder fragend, welcher denn als nächstes käme. Er suchte Buchstabe für Buchstabe im bekannten und bewährten Adler-Such-System. Mittlerweile ist er richtig schnell auf der Tastatur geworden und kennt auch die meisten Sonderzeichen. Wenn er etwas Neues sehen will, setzt er den Wort in Laute und diese in Buchstaben um.

Will er auf eine Homepage gehen, tippt er die Adresse selbsttätig in den Browser bzw. die Suchmaschine ein.

Wir überwachen dabei diskret den Umgang mit dem Computer. Dieser ist zwar kindersicher, aber so ganz vertrauen wollen wir der Technik nicht.

Wie wir das Lesen mit der Grundfunktion des Lautisierens begonnen haben, so haben wir das Schreiben mit dem Grundelement des Strichs begonnen. Sie können viele Buchstaben mit zwei, drei oder vier Strichen (einem Vollstrich über die ganze Höhe der Zeile und einem Halbstrich), die im 90° Winkel zueinander stehen, zeichnen, so etwa U, T, H, C, I, L, E, F. Fügen Sie den 45° hinzu, erweitert sich die Reihe: A, M, N, W, Z, Y, X V. Die verbleibenden Zeichen brauchen nun nur noch einen Halbkreis über die volle oder halbe Zeilenhöhe: B, D, O, Q, R, S, P. Das J und das G lernt man dann auch noch...

Was die Zahlen angeht haben wir uns schon in Deutschland die amerikanische Schreibweise gewöhnt, die die 1 als Strich und die 7 ohne Querbalken zeichnet.

Zähloperationen

Machen Sie Ihr Kind wiederum mit der simplen Grundfunktion von Mathematik vertraut. Auf dem Fundament grundsätzlichen Verstehens erbaut Ihr Kind dann von selbst die glitzernden Türme logischer Abstraktion in der ihm angemessenen und nützlichen Gestalt und Höhe.

Die einzige Rechenoperation, die in der Mathematik ausgeführt wird, ist die Addition. Die einzige valide Zahl ist die 1. Das Ergebnis „ist immer gleich." Springen Sie mir jetzt bitte nicht an den Hals. Ich weiß, in welch komplexe und faszinierende Gefilde sich die Wissenschaft vom Zählen aufschwingen kann. Aber wie das Grundelement der „Königin der Hanse" ein simpler Backstein ist, das Grundelement der Sprache der Laut, jenes der Schrift der Buchstabe, so ist die 1 das Grundelement der Mathematik. Jede beliebige Zahl repräsentiert eine entsprechende Summe von miteinander addierten, also aufgezählten Einsen. 4 ist gleich 1+1+1+1, 5 ist gleich 1+1+1+1+1 usf.

Addition bedeutet aufzählen, summieren. Subtraktion ist Addition rückwärts, d.b. zurück-aufzählen oder abziehen. Multiplikation ist die Addition von Additionen zwecks vereinfachten Darstellung größerer Operationen: 4 ist gleich 1+1+1+1. 1+1+1+1 ist gleich 4x1. 1+1 ist 2xl 1. 2x2 ist $(1+1) + (1+1) = 4$, $2x2 = 4$. Potenzen, also das Zählen mit Hochzahlen, drückt die nächste Stufe aus: Die Addition einer Addition einer Addition. $2x2 = 2^2$. $2x2x2 = 2^3$ usf. Die Wurzel geht den gleichen Weg zurück, die Division ist die Rückwärtsmultiplikation, das Aufteilen in Anfangselemente. Es ist also im Grundsatz ganz leicht.

Zählen lernen Kinder wie von selbst. Lediglich mit den Zahlen bis zehn muss man sie ein paar mal vertraut machen. Die Finger bieten hier das ideale Lehr- und Anschauungsmaterial, sind sie doch immer in der gleichen Zahl verfügbar. Je weiter der kindliche Intellekt sich dehnt, desto größer wird auch die Bandbreite zählbarer Dinge bis zu dem Punkt, wo man das Rechnen als Hilfsmittel zum Zählen größerer Mengen erlernen muss. Interessanterweise scheint es bei Zehn, bei Zwölf und dann bei Zwanzig eine Art Widerstand beim Weiterzählen zu geben – interessant deswegen, weil wir zehn bzw., wenn wir die Zehen (Fußfinger) dazunehmen, zwanzig zählbare Fingerchen haben.

Rechnen üben lässt sich hervorragend am und mit dem menschlichen Körper – eine geniale Konstruktion mit eingebautem Abakus. Sobald das Rechnen und Zählen mit dem Finger klappt und die Zahlen gelesen werden können, kann man mit dem Rechnen auf Papier beginnen. Hier haben wir gleich zu Beginn die Gleichungen übereinander geschrieben. Das macht das Addieren der einzelnen Stellen bedeutend einfacher. Es ist ein großes Erfolgserlebnis für das Kind, wenn man ihm eine schwere, scheinbar unlösbare Aufgabe wie 72 plus 17 aufgibt, und es diese Aufgabe mit der gleichen Zehnertechnik lösen kann (zwei Zehnfingeroperationen nacheinander). Vor allem beim Rechnen sind frühe Erfolgserlebnisse wichtig, um ein Interesse und eine Lust an Zahlen und am Zählen zu wecken. Wenn der Zeitpunkt erreicht ist, an dem ihr Kind sich selbst Gleichungen aufschreibt und löst, haben Sie gewonnen. Der Rest ergibt sich dann wie von selbst.

Sprachkompetenz

Wer Sprache nicht beherrscht, ist ihr Sklave, d.h. der Sklave von Bedeutungsvorbehalten, die Andere setzen und die man aufgrund mangelnder Sprachkompetenz nicht ohne Weiteres zu durchschauen vermag. Sprachkompetenz ist identisch mit Denkfähigkeit. Das heißt nicht unbedingt, dass Ihr Kind ein Rhetoriker vom Schlag des Cicero oder Demosthenes sein muss, um auch ein guter Denker zu werden. Man kann z.B. auch einen Papagei lehren, ein Gedicht oder eine Stelle von Shakespeare aufzusagen, ohne dass dieser einen Begriff davon haben muss, was er da eigentlich zum Besten gibt. Man betrachte, belausche und bestaune nur viele unserer öffentlichen Redner, die mangelnde Sachkenntnis und Denkfähigkeit geschickt hinter einer schillernden Fassade gewählter Ausdrücke zu verbergen vermögen. Loriot hat das mit seiner „Bundestagsrede" wunderbar auf den Punkt gebracht.

Uns bedeutet Sprachkompetenz, Herrschaft und Verständnis von und über die Sprache, die Fähigkeit also mit ihr souverän umzugehen und sie als interpretatives Werkzeug zum Begreifen und Erobern der Wirklichkeit anzuwenden. Wir wollen die Rede vor allem *bewusst* benutzen. Wir wollen wissen, *was* und verstehen *wie* wir etwas ausdrücken. Sicher, ein guter Wortschatz, Rhythmus und die Fähigkeit, das passende Wort zu finden (Schlagfertigkeit) sind hilfreich dabei. Erfreulicherweise sind aber gerade diese Ausdruckskompetenzen leicht zu erlernen. Kinder kopieren die Sprechgewohnheiten ihrer Eltern. Drücken jene sich „gewählt" aus, lernen das auch die Kinder. In der Schule geht oft vieles vor die Hunde, wenn von Mitschülern und Freunden defizitäre Sprechgewohnheiten übernommen werden – auch ein

Grund, warum man zumindest die ersten Jahre den Hausunterricht in Erwägung ziehen sollte, solange, bis sich die Sprechgewohnheiten verfestigt haben. Über die Schule wird Ihr Kind leider auch mit der schlechten Erziehung anderer Eltern konfrontiert. Sie bringen eben nicht nur Läuse und Erkältungen mit nach Hause, die lieben Kleinen.

Zurück zur eigentlichen Sprachkompetenz. Diese lässt sich nicht einfach einüben (wie etwa Rhetorik). Man kann sich nicht jeden Tag eine Stunde hinsetzen und dann nach einer gewissen Zeit bestimmte Erfolge erwarten. Sprache als Mittel des Denkvermögens wird eher wie das Laufen oder Autofahren gelernt – durch Gewöhnung und Habitualisierung. Um diese Gewöhnung zu fördern, ist es dienlich, ein entsprechendes sprachliches Umfeld zu schaffen. Als Eltern sollten wir uns einigermaßen gepflegt ausdrücken. Es ist nichts Falsches dabei, die Kinder bei einer tiefergehenden Unterhaltung mithören zu lassen. Streitigkeiten sollten möglichst zivilisiert ausgetragen werden, wobei man Emotionen weder unterdrücken noch überdramatisieren sollte. Wichtig bei diesen Dingen ist, stets authentisch zu bleiben. Kinder merken, wenn man ihnen etwas vorspielt. Weichzeichnen und in Watte packen sind nicht gut. Unsere Welt ist fern davon, ein perfekter Ort zu sein. Wenn Ihre Kinder nicht eine gewisse Grundhärte von Ihnen lernen, wird ihnen im späteren Leben die Welt diese Härte beibringen. Letzteres kann unerfreuliche Folgen haben – wir sprechen gleich noch davon.

Zurück zur Sprache: Tragen Sie Ihren Kindern frühzeitig Gedichte vor. Selbst wenn die Kleinen die Worte noch nicht verstehen, hören Sie doch Rhythmus und Metrik. Wählen Sie klassische Gedichte, die wirklich über Rhythmus und Metrik verfügen und nicht jene Abnormitäten, die man bei manchem Jubiläum von Opa und Oma zu hören bekommt. Der Zauberlehrling ist schnell, spannend und leicht verständlich, während folgendes Machwerk eher schmerzlich anzuhören ist:

Opa wird heute 80 Jahr´

das ist noch kein Alter,
das ist klar.
Er hat viel graues Haar,
ja, ja,
das ist toll und wunderbar.

Autsch, das tut weh und man ist geneigt, den armen Jubilar zu bedauern, dem diese Zeilen gewidmet wurden. Neben Gedichten ist gut geschriebene Kinderliteratur zu empfehlen. Sie sollten Ihren Kinder täglich vorlesen. Eine Stunde ist ideal, eine halbe ist aber auch schon gut. Die investierte Zeit erhalten Sie vielfach vergütet zurück. Regelmäßiges Vorlesen erhöht die Konzentrationsfähigkeit (von Leser und Zuhörer), es verbessert die Sprachkompetenz, regt die Phantasie an und macht zudem glücklich. Es ist wunderbar, wenn die Kinder (und man selbst) auf dem Sofa oder im Bett in Decken eingekuschelt sitzen und ganz still mit offenem Mund lauschen. Auch Sie selbst haben etwas davon, wenn Sie, wie gesagt, gute Bücher wählen – Harry Potter gehört eher nicht dazu, Astrid Lindgren dagegen schon. Sie werden viele schöne Stunden mit Märchen verbringen. Neben der grimmschen sind die Sammlungen und Kompositionen von Andersen, Afanasjew, Bechstein, Brentano, Galland und Perrault zu empfehlen.

Lassen Sie eventuell thematisierte Grausamkeiten und Ungerechtigkeiten keinesfalls weg. Es ist gut, wenn die Kinder ein bisschen schockiert sind. Sie werden über das Gehörte nachdenken und vor allem mit ihnen darüber sprechen wollen. Tun Sie das ohne Vorbehalt und Lüge. Über klassische (Kinder- und Jugend-)Literatur führen Sie Ihre Kinder langsam an die Härten der Wirklichkeit heran und machen sie mit moralischen Problemen und Prinzipien vertraut. Nichts ist falscher, als ein Kind in Watte zu packen. Hänsel und Gretel werden im Wald ausgesetzt und beinahe Opfer einer menschenfressenden Hexe, die Stiefmutter vergiftet Schneewittchen, weil Sie neidisch auf deren Schönheit ist, und Blaubart (ein Kunstmärchen) ermordet seine Ehefrauen, um dann selbst von seiner jüngsten Eroberung hintergangen zu werden. Es ist, wie es ist.

Nicht Lehrer, Berater sein.

Neben den genannten Grundkompetenzen werden Ihre Kinder noch eine ganze Reihe anderer Dinge lernen wollen. Dabei sind die Interessen so verschieden, dass ich auf die Fülle möglicher Lerninhalte und -strukturen weder eingehen kann, noch will. Aber etwas anderes möchte ich gerne zum Ausdruck bringen. Es betrifft Sie. Sie können nicht in allem der Lehrer Ihrer Kinder sein. Ich erwähnte bereits, dass mein Großer sich sehr für Elektronik interessiert. Ich selbst habe Mühe im Supermarkt die passenden Glühbirnen auszuwählen, während er von Widerständen, Spannungen, Watt und Volt redet. Ich tauge also nicht zum Lehrer, zum Vermittler von Kenntnissen in diesem Gebiet. Wohl aber tauge ich zum Lern-Berater. Was bedeutet das?

Nun, da Sie nicht alles wissen und daher nicht jede Frage beantworten können, müssen Sie Ihrem Kind und sich anders helfen. Der beste Weg ist die Hilfe zur Selbsthilfe – der Montessorigrundsatz. Jeder Mensch ist ein Schwamm, der unablässig Informationen aufsaugt. Ihr Job ist es, Ihr Kind mit den „richtigen" Flüssigkeiten für seinen Wissensdurst zu versorgen, bzw. ihm zu helfen, diese zu finden. Folgende Schritte haben sich bei uns gut bewährt:

(1) *Finden Sie zunächst heraus, was Ihr Kind interessiert.* Oft wird man Ihnen mittels sehr direkter Nachfragen mitteilen, was zu wissen gewünscht wird. Falls das aber nicht geschieht, z.B. weil Ihr Kind noch nicht verbal auszudrücken vermag, was es interessiert, fragen Sie nach und ermuntern Sie es zu zeigen. Fragen Sie etwa, was es spielt, was die Spielfiguren tun, wie Sie heißen usf. Wenn Ihr Kind beispielsweise etwas in einem Laden sieht und haben möchte, sagen Sie nicht einfach nur Nein oder Ja, sondern erkundigen Sie sich, warum es das haben will und was es damit zu tun gedenkt. Aus diesen Gesprächen erfahren Sie allmählich, was Ihr Kind

umtreibt. Der Hang zu Elektronik hat sich bei unserem Großen zuerst in einem Hang, Kabel und Schnüre zu spannen ausgedrückt.

(2) *Beschäftigen Sie sich mit dem Thema*. Finden Sie grundlegende Information heraus, um Ihrem Kind bei geeigneter Gelegenheit einen kindgerechten Überblick verschaffen zu können. Sie wollen und können Ihr Kind als Berater bei den ersten Schritte eines Lernprozesses begleiten. Es ist nicht ungewöhnlich, dass sich Interessen und Vorlieben relativ häufig wandeln, wobei der Grundtenor oft gleich bleibt. So werden aus Piraten, Ritter, Wikinger, Römer, Soldaten usf. Sie sollten vorsichtig und zurückhaltend mit etwaigen Investitionen sein. Nicht nur, dass es schade um das Geld ist, es erzeugt auch einen gewissen Druck bei Schenker und Beschenktem. Wenn Ihr Kind sich für Bagger interessiert, und Sie gleich für 300€ einen ferngesteuerten, maßstabsgerechten und voll funktionsfähigen Spielzeugbagger anschaffen, mit dem Ihr Kind dann 10 Minuten spielt, ist das für alle Beteiligten sehr frustrierend. Warten Sie, bis Sie ganz sicher sind, dass Ihr Kind mit dem Gewünschten auch wirklich das anfangen kann, was es vorhat. Eltern meinen es immer gut und manchmal auch zu gut. Gerade in materieller Hinsicht ist weniger oft mehr. Sie wollen Ihr Kind zudem nicht daran gewöhnen, dass es immer alles in Fülle haben kann. Dinge haben einen Wert und die Kinder sollten um diesen Wert wissen. Halten Sie es mit Rousseau und beeilen Sie sich nicht, mutwillig zerstörte Spielsachen zu ersetzen – Ihr Kind wird so lernen, sorgsam mit seinen Sachen umzugehen.

(3) *Stellen Sie Lernmittel und Informationen bereit*, um den Wissensdurst Ihres Kindes zu stillen. Das Internet bietet hier einen unglaublichen Reichtum an tollen Seiten, Spielen und Videos an – viele davon sogar kostenlos. Natürlich gibt es auch schwarze Schafe unter den Angeboten. Dabei sind die qualitativ schlechten, oberflächlichen, zu bunten oder verwirrenden Seiten nicht einmal das größte Problem, sondern jene, die ideologisch überformt sind. Kinder nehmen, wie gesagt, alles und zwar zunächst völlig unkritisch auf. Gerade

darum sind sie das liebste Ziel von „Propaganda" – ich möchte dieses Wort an dieser Stelle in seiner eigentlichen Bedeutung als „Werbung" im weitesten Sinne verstanden wissen. Vor allem politische, ethische oder religiöse Propaganda halte ich für höchst bedenklich. Studieren Sie die Inhalte besagter Seiten gründlich selber, bevor Sie sie Ihrem Kind zugänglich machen. Selbst bewährte Formate haben es teilweise in sich. Mein Großer etwa liebt die Sendung mit der Maus. Ich würde sagen 90% der Sachgeschichten sind wirklich gut. Abgesehen von einigen Clips, die einfach unterirdisch schlecht, aber nicht schädlich sind, haben wir leider auch hier ein paar richtige Hämmer gefunden. Ein Beispiel: Ein Clip erklärt die Wirkungsweise einer Kopfschmerztablette. Ein interessantes Thema in desaströser Verpackung. Die Rahmenhandlung: Ein Kind mit unidentifiziertem Geschlecht namens Lauren (?) stößt sich den Kopf, rennt zur Mama und diese gibt ihm oder ihr... kalte Wickel? Einen Kuss? Nein, eine halbe Kopfschmerztablette. Weil sich das Kind den Kopf gestoßen hat! Das ist kein Scherz. Wer es nicht glauben kann, der überzeuge sich selbst: Der Clip ist vom 10.1.16. Hätte das Kind geweint, hätte Mama wohl noch ein Antidepressiva spendiert. Und bei Verstopfung gibt es was von Omas Abführmittel. Vor dem Schlafengehen, noch ein Downer und vor der Schulaufgabe etwas Ritalin. Unglaublich! Es handelt sich hier um hochpotente Medikamente, nicht um Bonbons, die man einfach mal so ausgibt. Man hätte sich da gewiss eine andere Hintergrundgeschichte ausdenken können. Also, prüfen Sie die Inhalte, bevor Sie Ihr Kind versehentlich zu einem Pillenjunkie erziehen.

So großartig und vielgestaltig die Möglichkeiten des Internets auch sind, ersetzt dieses Medium keineswegs das Buch, bzw. die gut sortierte Hausbibliothek. Ich habe etliche Beobachtungen gemacht, die mich nach einer anfänglichen Euphorie schnell wieder auf die Erde zurückgeholt haben. Das Hauptproblem des Internets ist, dass es keine Qualitätssicherung gibt. Wikipedia ist ein berüchtigtes Beispiel für die Gefahren gemeingemachter

Informationen geworden. Die allwissende Seite ist zur Quelle unzähliger schlicht falscher oder stark verdrehter Informationen verkommen. Der Grund hierfür liegt in der freien Autorenschaft. Jeder kann theoretisch alles einstellen, verändern, kommentieren usf. Einige Mechanismen der Qualitätssicherung wurden zwar eingeführt, doch diese greifen oft nicht, weil sie nicht auf dem Fachwissen und wissenschaftlichem Renommee des Autors fußen, sondern auf dessen schriftstellerischer Integrität als Wikipediaautor. Nur weil viele Menschen eine Meinung über etwas teilen, erzeugt das noch kein echtes Wissen von der Sache. Wikipedia ist strenggenommen keine Wissenssammlung wie eine Enzyklopädie (von Experten geschrieben), sondern eine konsensuelle Zusammenstellung, die im Letzten nicht die Wahrheit, sondern die allgemeine Meinung von dem, was als wahr erachtzet wird, wiedergibt. Ein Beispiel: Nehmen wir an, der allgemeine Glaube wäre, dass die Erde eine Scheibe sei, würden wir im Wikipediaartikel Entsprechendes lesen. Darüber hinaus dürften wir, wenn wir Glück haben, einen kleinen Abschnitt oder Verweis auf eine Verschwörungstheorie erwarten, die besagt, es gibt ein paar Spinner, die behaupten, die Erde sei kugelförmig. Ändert sich die Meinung über diesen Gegenstand, würde sich irgendwann auch der Artikel anpassen. Der Artikel ist also strenggenommen nicht Quelle von „Wissen" sondern deren Ausfluss. Wenn Sie Ihrem Kind erklären wollen, die Erde sei kugelförmig, sollten Sie einigermaßen plausible Gründe dafür anführen können und ggfs. auch Gegenpostionen erwähnen. Es geht beim Lernen und Lehren gar nicht so sehr um die Wissensvermittlung an sich als vielmehr um die Fähigkeit, selbstständig und kritisch denken zu können. Ich selbst glaube nicht daran, dass die Erde kugelförmig ist, sondern ich weiß es (empirisch) und kann mein Wissen auch beweisen. Aber ich bin auch in der Lage, Gegenposition zu verstehen, sie zu erklären, ja zu rechtfertigen, um ihnen dann logisch und empirisch fundiert nach bestem Wissen und Gewissen zu erwidern. Wissen ist stetter Dialog – Wirklich ist steter Fluss und kommunikativer Konsens. Panta rei.

Eine gute Bibliothek hat noch andere Vorteile. Inhalte im Internet werden häufig voneinander abgeschrieben. Bei all seiner vermeintlichen Weitläufigkeit ist das Netz weit kleiner, als es den Anschein hat, weil es viele informative Wiederholungen gibt. In Buchform kann ich zu einem Thema zwei oder mehr einander widersprechende Autoren konsultieren, wobei ich nicht nur, wie häufig im Internet, mit Zusammenfassungen und Substraten konfrontiert werde, sondern Kapitel für Kapitel dem Gedanken in seiner Genese folgen und nachvollziehen kann. Wenn man sagt, dass Lesen bilde, spielt das auf das Erlesen und Erleben eines Gedankens, bzw. auf die Entwicklung und Begründung einer Meinung an, nicht auf Sammeln von Informationen in verkürzter Form. Werbeslogans oder Trivialliteratur bilden eben nicht oder nur sehr wenig. Kunststückchen wie Speedreading oder Querlesen sind in diesem Zusammenhang ebenso idiotisch. Wer ein Buch liest, will es gerade nicht möglichst schnell durch haben, sondern man hält oft inne, denkt über das Gelesene nach, liest einen Abschnitt vielleicht nochmals, blättert umher, macht sich Notizen, Unterstreichungen, nimmt komplementäre Literatur zur Hand usf. – man studiert, man arbeitet mit einem Text und durch dieses Arbeiten, durch dieses Erarbeiten und Verarbeiten lernt man in sehr intensiver Weise, während das Arbeiten mit dem Internet eher oberflächliche und – dem Medium geschuldet – flüchtige Eindrücke vermittelt.

Zurück zum Hausunterricht. Das Internet ist toll, um Einstiege zu geben und Überblicke zu verschaffen. Es kombiniert Lernen und Spielen. Zudem lernt der Hausschüler den souveränen Umgang mit dieser Technologie. Doch das anfangs noch bebilderte und später, wenn das Kind besser und länger lesen kann, rein textliche Buch ist und bleibt das zu bevorzugende Mittel des Lernens, vor allem des intensiven Lernens.

(4) Die Theorie allein ist nur die halbe Miete, erst die *Praxis vervollständigt das Lernen.* Dieses Konzept ist selbstevident. Tatsächlich lernt der Mensch im Tun viel schneller als in der Theorie. Kleinkinder machen das automatisch richtig, indem sie spielen und spielend

lernen. Das Verstehen, das Wissen, das Bewusstsein bestimmter Zusammenhänge kommt in dieser Phase erst nach dem Erleben. Später wird das freilich anders – dann fragt das Kind, es will wissen und ist bereit sein Wissen von der Welt intellektuell auszuweiten. Es spielt mit seinem Wissen. Es dehnt es auf unbekannte Bereiche aus. Es schließt und folgert. Neben dem unendlichem Nachfragen gibt es eine weitere Eigenheit, die allen Kindern gemein ist. Irgendwann kommen sie zu ihren Eltern und fragen etwa: „Weißt Du eigentlich, warum das so und so ist?" Tatsächlich erwarten sie dann keine Antwort, sondern wollen selbst eine Erklärung geben, um wie die Großen zu sein. Jetzt ist es an Ihnen zuzuhören, nachzufragen und vielleicht noch etwas Neues zu lernen.

Es ist kein Zufall, dass Kinder ab 4 oder 5 Jahren unglaublich gerne Geschichten hören. Es geht ihnen nicht um Unterhaltung, sondern sie wollen lernen. In der Antike hat man das Wissen der Welt in Gestalt von Mythen kommuniziert. Die Götter schufen die Welt und alles in ihr. Die Schönheit der Blume oder die Geschicklichkeit der Spinne wurden durch entsprechende Hintergrundgeschichten erläutert. Wissen wurde in *anschaulicher* Weise vermittelt. Es wurde konkret, greifbar und darin praktisch präsentiert.

Der Konnex zwischen Theorie und Praxis ist immens wichtig. Wann immer Ihr Kind etwas lernt, sollten Sie ihm die Möglichkeit verschaffen, es auch in der Praxis anzuwenden und/oder dort zu beobachten. Verbale Beispiele, und seien sie noch so bildhaft und anschaulich, ersetzen nicht die unmittelbare Wahrnehmung. Interessiert sich Ihr Kind für Baumaschinen, besuchen Sie eine Baustelle und sehen Sie den Baggern bei der Arbeit zu. Nutzen Sie Museen, Galerien, offene Werkstätten usf. Bereiten Sie sich auf diese Besuche nach Möglichkeit vor, indem Sie zusätzliche Informationen sammeln, die Sie dann zum Besten geben können. Ist Ihr Kind an handwerklichen Tätigkeiten interessiert, scheuen Sie sich nicht in entsprechenden Betrieben nachzufragen, ob man nicht einmal bei der Arbeit dabei sein kann. Sie werden erstaunt sein, wie offen und großzügig viele Meister sind. In Deutschland ging das schon sehr gut. Unsere Kinder waren kleiner und reines Zuschauen war nie ein Problem. Häufig gab es noch ein kleines Geschenk oben drauf. In den USA wurden unsere Vorstellungen dann noch übertroffen: Unsere Kinder durften (stets unter sehr strenger Beaufsichtigung und unter Beachtung sämtlicher Vorsichtsmaßnahmen versteht sich) Bagger fahren, einen Gabelstapler bedienen, eine Kreissäge, eine Hebebühne, ein Dach ersteigen usf. Das klingt gewiss alles sehr gefährlich. In Wirklichkeit hätten unsere Kinder kaum sicherer sein können. Was sie in der kurzen Zeit gelernt und erlebt haben, ist unglaublich und schlicht unbezahlbar. Es übertrifft meiner Ansicht nach die Möglichkeiten des regulären Schulunterrichts, bei dem die Praxis organisationsbedingt eher die Ausnahme darstellt.

Jugendliche können und sollen *Praktika* in Betrieben machen. Abgesehen von den Erfahrungen, die dort gesammelt, und den Kompetenzen, die erlernt werden können, öffnen sich so auch gute Berufseinstiegsmöglichkeiten. Selbst wenn der Heimschüler dann keinen entsprechenden Schulabschluss besitzt, kann er doch leicht in der Berufswelt ein- und bei entsprechender Eignung und Leistung auch aufsteigen. Letzteres geht in den USA bedeutend einfacher und schneller als in Deutschland. Man lernt bei der Arbeit und erwirbt on the job die nötigen Qualifikationen zum Aufstieg. Nach ein paar Monaten oder Jahren interessiert sich dann niemand mehr für Schulabschluss oder Studium. Es zählen allein die „Skills".

(5) Ab irgendeinem Zeitpunkt können Sie als Eltern auch nicht mehr die Beraterrolle für Ihre Kinder einnehmen. Meine Kleinen sind noch nicht soweit, aber ich habe mit anderen Eltern gesprochen, deren Erfahrungen und Ratschläge ich hier wiedergeben möchte.

Irgendwo zwischen 11 und 14 Jahren, also in der Adoleszenz, verabschieden sich die Kinder von der Kindheit und beginnen flügge zu werden, ohne schon

erwachsen zu sein. In diesem Zeitraum „explodieren"
vor allem die intellektuellen Fähigkeiten und ein
Wechsel in der Ausbildung ist erforderlich. Halb
freiwillig, halb von der Situation und den Bedürfnissen
der Zöglinge bedingt, geben die meisten Eltern den
Fach- und Sachunterricht ganz oder teilweise aus der
Hand, um Andere die Ausbildung vollenden zu lassen.
Wir sprechen hier explizit von Ausbildung, nicht von
Erziehung, also der Vermittlung von Werten,
Lebensgrundsätzen, Weisheiten usf. Es geht um „hartes"
Wissen und Können. Verschiedene Möglichkeiten bieten
sich an. Zum einen kann ein Eintritt in das Schulsystem
erforderlich werden, sofern die lokale Schule den
Erfordernissen und Interessen des Zöglings gerecht wird.
Hier in den USA gibt es wirklich gute und wirklich
schlechte Schulen. Wenn die Schule keine Option
darstellt, kann man auf *Spezialisten* zurückgreifen und
eine Art Privatunterricht organisieren, bzw.
entsprechende *Spezial- und Privatschulen* (z.B.
Ballettschule, Handelsschule usf.) besuchen. Der
Nachteil der letzteren Varianten sind die Kosten. U.U.
kann auch die Verfügbarkeit von Spezialisten, vor allem
von solchen, die willig und fähig sind, auch zu
unterrichten, nicht gegeben sein. Trotzdem ist dieser
Weg, wenn er möglich und gangbar ist, sehr
empfehlenswert. Nichts ist besser und effektiver als
direkt von einem Meister seines Faches zu lernen.

Alltag als Lebensschule

Wir haben bis jetzt über intellektuelle
Grundkompetenzen und einige Möglichkeiten, spezielle
Fähigkeiten zu erlernen, gesprochen. Was wir bislang
außer Acht gelassen haben ist das, woran es erstaunlich
vielen Menschen mangelt: Ich meine grundlegende
Alltagsfähigkeiten. Dass mag seltsam klingen, aber
gerade diese Fähigkeiten machen das Leben angenehm,
leicht, sie schaffen Zeit und Raum zur persönlichen
Weiterentwicklung und sparen viele zehntausend Euro
oder Dollar. Sie sind also bares Geld wert und sollten

schon allein deswegen dem Kind nahegebracht werden.

Kinder wollen bei allem dabei sein und bei allem helfen. Der Spruch „Messer Gabel Schere Licht, sind für kleine Kinder nicht" drückt keineswegs ein strenges Verbot, sondern eher einen wohlmeinenden Ratschlag aus. Sie sollten einem „kleinen Kind", einem Säugling, einem Kleinkind usf. gewiss keine Schere in die Hand geben. Ein Kind (etwa ab 4 Jahren) dagegen kann und soll den Umgang damit erlernen. Den korrekten und sicheren Umgang beizubringen, ist besser, als eine Sache zu verbieten – wir sprachen darüber.

Involvieren Sie Ihr Kind in den normalen Tagesablauf – als heim-unterrichtende Mutter haben Sie ohnehin keine andere Wahl. Ihr Kind will helfen, nutzen Sie das aus, trainieren Sie Ihren kleinen Praktikanten, es lohnt sich für ihn und Sie. Beginnen Sie mit einfachen Handgriffen. Die Butter aus dem Kühlschrank holen und auf den Tisch stellen. Einen Apfel holen. Den Backofen anstellen. Weisen Sie auf Gefahren hin. Lassen Sie den Backofen zum Beispiel am Anfang offen, bzw. öffnen Sie ihn nach der Benutzung, damit Ihr Kind einmal „spürt", dass das Ding wirklich heiß wird. Der Umgang mit Besteck beginnt mit der Gabel. Lassen Sie das Kind frustfreie Nahrung wie Kartoffelbrei oder Erdbeeren aufspießen bzw. oder aufgabeln. Das Löffelchen kommt später. Der Umgang mit dem Messer wird zum einen mit Marmelade oder weicher Butter geübt, zum anderen mit dem Zerteilen von Pfannkuchen. Zuerst hält das Kind sein Fläschchen mit Haltegriff, dann ohne denselben, später ein Glas usf. Immer beginnen Sie mit einem leichten Handgriff und steigern dann allmählich die Komplexität. Sorgen Sie dafür, dass es zu keinen allzu großen Frustrationen kommt. Das ist unangenehm und behindert den Lernprozess. Manche Eltern bestehen etwa darauf, dass ihre Kinder Messer und Gabel „richtig" halten, bevor sie den Umgang damit üben und werden dann sauer, wenn das Kind seine Mahlzeit über den ganzen Tisch verteilt, obgleich es doch ganz nach Knigge dasitzt und mittlerweile heulend zu speisen versucht. Erst die Funktion, dann die Form, erst die Kompetenz, dann die Gestalt, erst die Pflicht, dann die

Kür.

Es gibt tausend Dinge, die Ihr Kind lernen will – bringen Sie ihm alles bei, was Sie selbst können. Die Waschmaschine befüllen und bedienen, die Wäsche aufhängen, Staubsaugen, Staubwischen, den Tisch abräumen, Einkäufe machen usf. usf. Haben Sie keine Angst davor, dass Ihr Kind etwas fallen lässt und kaputt macht. Es wird Dinge fallen lassen und es wird Dinge kaputtmachen. Es macht das indes nicht absichtlich, so wie ein Kleinkind, das Laufen lernt, nicht absichtlich hinfällt. Misserfolge und kleine Katastrophen gehören zum Lernprozess dazu. Daran kann man nichts ändern. Was man ändern kann, ist der Umgang damit. Schreien und schimpfen wir der ermahnen wir ruhig und respektvoll? Das ist unsere Entscheidung. Viele Sorgen erspart man sich übrigens, wenn man kind- und lerngerechte Dinge benutzt. Sicherheitsscheren, Kinderbesteck, Plastikgeschirr und -becher usf. Das mag zwar nicht immer schön sein, aber es ist immer noch besser, nur Apfelmus aufzuwischen zu müssen, anstatt Apfelmus mit Scherben – vor allem, wenn die Kleinen im Haus barfuß gehen.

Vertrauen und Verantwortung

Als ich die Grundschule besuchte, war es aus irgendeinem Grund gerade in der Mode Belohnungen für Noten auszuloben, um die ach so faulen und dummen Kinderchen zu motivieren. Ich trat gerade in die zweite oder dritte Klasse ein und hatte keinerlei Schwierigkeiten, dem Unterricht zu folgen. Ich denke, ich war guter Durchschnitt, vielleicht sogar etwas darüber. Es gab also keinen Anlass, mich zu motivieren, noch fragte ich nach einem Lohn für meine Leistungen. Im Nachhinein denke ich, dass mein Vater einfach das Gefühl hatte, er müsste irgendetwas zu meiner recht unspektakulär verlaufenden Ausbildung beitragen, vielleicht, um Anteil an den Lorbeeren zu haben oder einfach um dem Gefühl vermeintlicher Untätigkeit zu begegnen. Auf jeden Fall lobte er eines Tages völlig unerwartet Geldbeträge für die Note 1 und 2 aus. Ich gestehe, ich nahm das Geld gerne an. Einen guten Teil investierte ich in Esspapier und Sticker für mein Poesiealbum. Diese Maßnahme verbesserte meine Leistung nicht, aber sie erzeugte in mir eine gefährliche Ahnung vom Wert meines Tuns. Natürlich sprachen wir in der Schule von unseren „Bezügen." Natürlich „zahlten" die Eltern von schlechten Schüler (bis zu 5 Mark für eine 1 – mein Taschengeld für einen Monat) mehr, was schnell als Ungerechtigkeit wahrgenommen und zum leidigen Thema beim Abendessen wurde. Und natürlich kamen Mitschüler von mir auch auf die Idee, ihre Eltern zu erpressen. „Wenn Ihr mir nicht soviel gebt, wie die Eltern von X, dann schreib ich halt nur noch 6en und bleib sitzen." Natürlich gab es dann Streit, Drohungen, Gezeter und viele, viele Tränen, bis sich die ganze Sache wieder einrenkte. Die Moral von dieser Geschichte: Strukturierte Belohnungen motivieren nicht echtes und intensives Lernen, sondern bestenfalls bestimmte Leistungen zu erbringen, d.h. Kunststückchen einzuüben.

Ich will mit dieser Anekdote, die in der einen oder anderen Form sicherlich dem einen oder anderen vertraut sein dürfte, auf etwas sehr Wichtiges hinweisen. Ein Kind lernt nicht laufen oder sprechen, weil man es belohnt, wenngleich ein ehrliches Lob angebracht ist und unterstützend wirkt. Es lernt, weil es lernen *will*, ja lernen muss. Erziehung und Ausbildung dürfen niemals in das natürliche Streben eingreifen. Schüler versagen praktisch nie in der Schule, weil sie dumm oder faul sind, sondern nur, weil man ihnen das Lernen bitter gemacht hat. Das heißt nicht, dass sie nicht gelegentlich scheitern. Es ist ja auch völlig normal, hin und wieder zu scheitern. „You have a right to fail" – sagt man in den USA, wo man mit (wirtschaftlichen) Misserfolgen weit offener und nachsichtiger umgeht als in Deutschland, wo echtes oder vermeintliches Scheitern häufig wie ein soziales Schandmal angesehen wird. Folgt dem Scheitern Strafe, lernt das Kind eine gehörige Abneigung gegen den Lernstoff. Vielleicht setzt es sich selbst unter Druck, um das nächste Mal die geforderte Leistung zu erbringen. Doch lernen ist das nicht. Unter der Peitsche lernt man nicht, sondern man übt nur das gewünschte Kunststückchen aus Angst ein. Die Peitsche macht aus Menschen Sklaven und aus Kindern seelische Krüppel oder Idioten. Angst vor Strafe, sei sie körperlicher oder, schlimmer, psychischer Natur („Du Versager! Ich schäme mich für Dich! Warum habe ich nur Kinder bekommen! Ich bin mit Dir gestraft...") ist eine denkbar schlechte Motivation.

Belohnungen für bestimmte Leistungen sollten immer spontan, situativ, und nie planvoll eingesetzt werden. Strafe und Sanktionen sind nur in absoluten Ausnahmefällen statthaft, nämlich dort, wo sie gefährliche und asoziale Verhaltensweisen reglementieren sollen. Beim Lernen hat die Strafe nichts zu suchen. Sie ist dort kontraproduktiv und ineffizient.

Es bleibt die Frage, wie man sein Kind motivieren kann, Dinge zu lernen und zu tun, an denen es wenig oder gar kein Interesse hat – manchmal ist nämlich auch das nötig. Diese Frage beschäftigt die Menschheit seit Jahrtausenden. Sie reicht in ihren Varianten in sämtliche Bereiche hinein. Wie steigert man die Effizienz des Arbeiters und Angestellten? Wie steuert man bestimmte Verhaltensweisen in der Bevölkerung? Wie bekommt man jemanden dazu, zu tun, was man selbst will er aber nicht? Eine allgemeingültige Antwort diese Frage nach der Motivation gibt es nicht. Jeder Mensch ist ein wenig anders konstruiert und reagiert dementsprechend. Mein Großer reagiert sensibel auf elterliche Missfallensäußerungen und extrem stark auf Lob, während sein jüngerer Bruder praktisch immun gegen Lob und Strafe aller Art ist. Er hat ein dickes Fell, könnte man sagen, es rutscht ihm alles den Buckel herunter. Er weigert sich beharrlich, Dinge unter Anleitung zu lernen, ja selbst sie auszuprobieren. Dann, im Geheimen, übt er sie für sich, ohne sein Können bewusst den Eltern zu zeigen. Nach unserer Ankunft in den USA haben wir versucht, ihm etwas Englisch beizubringen. Keine Chance, nichts. Da wir wussten, wie er tickt, haben wir die Sache auf sich ruhen lassen. Wie erwartet, plauderte er nach einigen Tagen am

Frühstückstisch los: „I want some oatmeal with honey!"
Andere Sätze folgten. Er lernte durch Beobachtung,
durch Zuhören und Nachahmung, bis er sich ganz sicher
war, es zu können. Das ist seine Weise des Lernens und
wir respektieren das, wir müssen es respektieren. Der
Große ist empfänglicher für Unterweisungen. Durch ihn
haben wir zwei Dinge gelernt, die Kinder fast immer zu
motivieren scheinen und die ich Ihnen hiermit ans Herz
legen möchte.

(1) *Vertrauen Sie den Fähigkeiten Ihrer Kinder*.
Wenn Ihr Kind etwas machen will, geben Sie ihm die
Möglichkeit dazu. Vertrauen Sie auf sein Können und
seine Fähigkeiten. Ich weiß, dass es einem das Herz in
der Brust zusammenschnürt, wenn der und die Kleine
seinen oder ihren ersten Baum erklettert oder mit einem
übervollen Glas durch die Küche wackelt. Reißen Sie
sich zusammen. Schweigen Sie, lächeln Sie aufmunternd
oder äußern Sie ein paar aufmunternde Worte. Wenn Sie
sich aufregen, spürt das Kind Ihre Unsicherheit und wird
dadurch selbst ängstlich und unsicher. Und raten Sie mal,
was dann passiert… Sie einfach machen zu lassen, ja sie
mit Aufgaben zu konfrontieren ist eine hervorragende
Methode, die Lust an der Weiterentwicklung eigener
Fähigkeiten anzuspornen. Das Kind verlangt geradezu
danach, immer wieder das Gleiche zu tun, um besser
darin zu werden. Es ist mordsstolz darauf, wie die
Erwachsenen zu sein.

(2) *Übertragen Sie Verantwortung*. Wie gesagt:
Kinder wollen wie Erwachsene sein. Die Eltern sind
ihnen ein erstes und großes Vorbild. Sie staunen, was
Mama und Papa alles können und wollen das auch. Ein
guter Weg der positiven Affirmation, der
Selbstbewusstsein und Verantwortungsgefühl stärkt, ist,
den Kindern Verantwortung zu übertragen. Was immer
Sie verbieten, werden Ihre Kinder in einem
unbeobachteten Moment ausprobieren wollen. Es ist ihre
neugierige Natur, die sie antreibt, immer neue Grenzen
zu testen und zu überschreiten. Dieser Vorgang ist ganz
natürlich, gut und wünschenswert. Auf der anderen Seite
birgt er freilich auch manche Gefahr und führt zu
manchem Abenteuer, das überstanden werden will. Im

Letzten können Sie an der Neugier Ihrer Kinder nichts ausrichten. Jedes Kind kommt in Schwierigkeiten, überschätzt seine Fähigkeiten oder trifft unbedenklich gedankenlose Entscheidungen. Tränen und Frustration gehören zum Erwachsenwerden dazu. Menschen reifen an Widerständen und Hindernissen. Unterdrücken Sie diesen Prozess durch Verbote und Einschüchterungen, pflanzen Sie damit die Saat der Furcht und Ängstlichkeit ins Herz Ihrer Erben. Wie sich das auf deren späteres Lebensglück auswirkt, können Sie sich wohl denken – jeder von uns kennt überängstliche, übervorsichtige, überängstliche Personen, die meist nicht viel mit ihrem Leben anfangen, ja, die Schwierigkeiten haben, selbst basale Aufgaben zu bewältigen. Bewahren Sie Ihre Kinder vor diesem Schicksal. Übertragen Sie stattdessen planvoll und kontrolliert Verantwortung. Ihr Kind hat gelernt, das Geschirr aus dem Schrank zu ziehen – lassen Sie es den Tisch decken, auf das Geschwisterchen aufpassen, ein Zimmer staubsaugen usf. Helfen und überwachen Sie die ersten paar Male. Korrigieren Sie, ohne zu kritisieren. Zeigen Sie, wie man es besser macht und vor allem, warum man es so macht. („Schau, saug auch die Ecken, weil sich hier der meiste Staub sammelt. Siehst Du? Jetzt Du!"). Dann, wenn die designierte Aufgabe von ihrem Zögling selbstständig bewältigt wird, überwachsen Sie noch ein-, zweimal, danach bewegen Sie sich aus dem Blickfeld. Erklären Sie, warum Sie das tun, zeigen Sie an, dass Sie Vertrauen haben und auf Ihr Kind zählen: „Kannst Du das alleine? Gut, dann gehe ich jetzt das und das holen, während Du den Apfel schneidest. Sei vorsichtig mit dem Messer. Ich vertraue Dir. Bis gleich." Wenn Ihr Kind mit gefährlicheren Dingen operiert, entfernen Sie sich nicht zu weit. Bleiben Sie auf jeden Fall in Hörweite. Ist Ihr Kind erfolgreich, loben Sie es, zeigen Sie aber vor allem Anerkennung. Loben Sie es nicht, wie man ein Kind lobt, sondern wie man einen Erwachsenen loben würde. Genau darum geht es nämlich Ihrem Kind: Es will erwachsen sein und als Erwachsener behandelt werden.

Ist Argwohn immer schlecht?

Ich wollte diesen Punkt eigentlich gar nicht ansprechen. Aber in den USA, wo alles ein bisschen extremer ist und von wo alles irgendwann über den Teich nach Europa schwappt, ist man jahrelang einer bestimmten Erziehungsideologie gefolgt, die sich in Ansätzen nun auch in Deutschland etabliert hat. Ich bin nicht sicher, wie man es nennen soll... Es handelt sich um jene Ponyhof- oder Gutmenschenpädagogik, die von vollkommen irrealen Vorstellungen ausgeht und dazu neigt, lebensunfähige und wirklichkeitsfremde Persönlichkeiten hervorzubringen. Ich will nicht sagen, dass die Welt ein schlechter Ort ist, weil sie es nicht ist. Die Welt ist im Gegenteil ein ganz großartiger Ort und das Leben eine ganz wundervolle und phantastische Sache. Aber wo Licht ist, findet sich nun mal auch Schatten. 99% der Ebay Nutzer sind beispielsweise nette und ehrliche Zeitgenossen. Aber 1% ist eben nicht so nett und anständig und auf dieses 1% kommt es leider an. Gleiches gilt für Extremisten, ob politische, religiöse oder weltanschauuliche. Die meisten Leute sind in ihren Meinungen gemäßigt. Sie folgen dem Prinzip: „Leben und leben lassen". Aber auf jene kommt es eben leider nicht an, sondern auf die winzige Gruppe durchgeknallter Spinner. Die meisten Männer sind höflich und zuvorkommend, aber auch auf die kommt es nicht an, sondern auf das 1%, das sich daneben benimmt. Wenn wir unsere Kinder z.B. vor bösen Menschen warnen, warnen wir nicht vor den Vielen, sondern vor dem 1%. Das muss immer klar kommuniziert werden. Wir bereiten sie und uns auf den Ausnahme- und nicht auf den Normalfall vor, den Ausnahmefall, der mit hoher Wahrscheinlichkeit nicht eintritt, aber auf den wir uns trotzdem einstellen müssen.

Aus irgendeinem Grund konzentriert sich die Gutmenschenpädagogik nicht auf dieses 1%, sondern auf die 99%. Das meint nicht nur Menschen, sondern generell alle möglichen Dinge und Situationen. Für diesen Ansatz kann man freilich Gründe anführen, viele davon sind gut, viele widersprechen aber auch dem gesunden Menschenverstand. Seinen Kindern zu vertrauen, ihnen Verantwortung zu übertragen und ihr Selbstbewusstsein zu stärken, ist gut. Eine positive Grundeinstellung zum Leben ist ebenfalls toll. Dass sie in Schwierigkeiten geraten werden, ist zu erwarten – ein unerwünschter, doch unvermeidlicher Nebeneffekt des Erwachsenwerdens, der immerhin den Charakter formt. Man warnt sie, um das Schlimmste zu verhindern, das meistens ohnehin nicht eintritt. Was man nicht tun sollte, was aber in er Gutmenschenpädagogik ideologisch verankert ist, ist selbstmörderisches Verhalten zu unterstützen, ja zu forcieren. Das ist schlichtweg idiotisch. Misstrauen beispielsweise ist keine inhärent schlechte Sache. Es wohnt dem Menschen natürlich inne, z.B. als Vorbehalt gegen Fremdes, Neues. Es schützt vor Gefahren, die, mögen sie auch selten sein, uns nichtsdestotrotz allgegenwärtig umgeben. Mit einer Versicherung schützen wir uns ja auch vor einem Ernstfall, der unwahrscheinlich, aber keineswegs ausgeschlossen ist. Warum sollten wir es in der Erziehung anders handhaben? Auf der anderen Seite, ist ein Zuviel am Misstrauen gleichfalls kontraproduktiv, weil es Erfahrungen ausschließen kann, die der Charakterbildung förderlich sind. Es ist ein schmaler Grat und es ist unglaublich schwer, darüber zu schreiben.

Hier in den USA hat sich ein Trend etabliert, eine Art Propaganda, die im Kern besagt, dass alles, was gemeinhin als gefährlich betrachtet wird, nicht nur nicht gefährlich, sondern geradezu wünschenswert und darum anzustreben ist. Man lässt also sein 12-jähriges Töchterchen in einen Nachtclub gehen, wo mit harten Drogen gehandelt wird. Man zieht in ein Problemviertel, weil dort keine gefährlichen, sondern sehr liebenswerte, aber missverstandene, vom „System benachteiligte" Menschen wohnen. Man kann mit Pillen einfach mal herumprobieren. Man kann, wenn man sich in seiner Haut oder mit seinem Geschlecht unwohl fühlt, einfach mal einen Chirurgen konsultieren... Bitte! Nein, man kann das alles nicht und man sollte seinem Kind auch nicht solchen Flausen in den Kopf setzen. Wir haben hier in den USA einen Fall, wo ein sechsjähriger Junge wohl durch entsprechende Beeinflussung im Kindergarten, in der Grundschule und Zuhause dem Wahn verfallen ist, er wäre ein Mädchen. Die Folgen sind katastrophal und es ist gar nicht abzusehen, welches Leid dieser Mensch im Laufe seines Lebens noch zu ertragen haben wird. Halten Sie Ihr Kind von solchem gefährlichen Irrsinn so weit wie möglich entfernt. Wenn Sie nicht homeschoolen können, dann wählen Sie wenigstens eine Schule, die über einen einigermaßen normalen Lehrkörper verfügt. Machen Sie keine Lifestyletrends mit, sondern gestalten Sie Ihre Erziehung möglichst ideologiefrei. Bauen Sie auf gesunden Menschenverstand und die „alten" Werte des Humanismus. Ein gewisser Argwohn gegen die oft so experimentelle Ethik unserer Tage, die den Menschen weniger als natürliches Lebewesen mit einem „göttlichen" Kern, einer Seele, denn als eine theoretisch beliebig veränderbare Maschine, ein Produkt ihrer Umwelt begreift, die man nach Wunsch umbauen und reprogrammieren kann, und die keinen anderen Lebenssinn besitzt, als ein diffuses Lustglück (Hedon) zu empfinden, bewahrt ihr Kind vor irreversiblen Fehlern. Ihr Kind wird auf jeden Fall sein Quantum an guten und schlechten Erfahrungen machen. Sie können und sollen daran nichts ändern. Es wird an ihnen lernen und reifen und eine bessere, verständigere und im letzten auch erfolgreichere und zufriedene Person werden. Unterlassen Sie es indes, Ihrem Kind Erfahrungen und Denkweisen aufzunötigen, die modisch sind, aber im Letzten besagten unumkehrbaren Schaden an Körper und Psyche anrichten können.

Gesunde Grundhärte

Als ich jung war, war man der Meinung, dass Kindern eine „gewisse Grundhärte" beigebracht werden müsse. Ich kann mich an diesen spezifischen Terminus so genau erinnern, weil ich das damals missverstand. Ich dachte, mein Körper sollte „hart" werden, etwa wie ein Stein und ich fragte mich, warum das so sein sollte, wo doch meine Mama und mein Papa (mit Ausnahme der

Bartstoppeln) selber weich und anschmiegsam, also unhart waren.

Nun, mit der Grundhärte hat es etwas anderes auf sich. Es geht zwar auch um eine körperliche Stärkung, vor allem aber soll die Herausbildung einer hohen Toleranz gegenüber psychischen Beeinflussungen geübt werden.

Das Leben ist bei aller Schönheit kein Ponyhof. Jeder Mensch weiß das. Es gibt einfach gewisse Phasen, in denen man zu kämpfen hat. Menschen mit einem haltbaren und flexiblen Nervenkostüm bewältigen diese Phasen leichter. Sie halten Druck besser und länger aus. Sie behalten auch im schlimmsten Stress ihre Selbstbeherrschung und mentale Stabilität – beides unabdingbare Werkzeuge, um sich aus manchem Sumpf wieder am eigenen Schopf herauszuziehen. Wir denken, wenn wir von Druck sprechen, meist an Anforderungen, die unsere Umwelt an uns stellt, und die zu erfüllen, manchmal über unsere Fähigkeiten zu gehen scheint. Lerndruck, Termindruck, Geldsorgen usf. Dieser allgegenwärtige Leistungsdruck ist ein wesentliches Merkmal der Existenz in unserer modernen Zivilisation. Die Folgen dieses immerwährenden Drucks sind psychische Erkrankungen wie Depressionen, Burn-Out usf. Wir persönlich haben uns als Familie gegen diesen Druck entschieden, und sind aus der Leistungsgesellschaft, soweit es vernünftig und gangbar war, ausgestiegen. Das bedeutet aber keineswegs, dass unser Leben ohne Stress verläuft. Auch ein einfacher Lebensstil, wie wir ihn pflegen, hat seine harten Momente. Das gehört einfach dazu.

Wie lernen wir Stressresistenz und wie können wir diese Kompetenz unseren Kindern beibringen? Diese Frage ist nicht leicht zu beantworten. Stress ist eine körperliche Reaktion auf gewisse äußere und innere Signale, die zu unerwünschten Verhaltensweisen führen kann. Stressreaktionen sind gewissermaßen natürliche Verhaltensroutinen, die unser Überleben gewährleisten sollen. Sie sind reflektorische Antworten auf bedrohliche Umstände. Entsprechend läuft die Stressreaktion zunächst körperlich ab: Jemand schreit uns an (Signal), und unwillkürlich zieht sich unser Inneres zusammen, der Adrenalinspiegel steigt und unser Verstand versagt (Reaktion). Warum? Nun, weil unser Körper den Schrei (lautes Geräusch) als Gefahr begreift. Er weiß nicht, dass unser cholerischer Chef keineswegs die Intention hat, uns anzugreifen, wenigstens nicht körperlich. Vielmehr wähnt er sich in Lebensgefahr und ergreift entsprechende Maßnahmen. Er bereite sich auf Kampf oder Flucht vor – in beiden Situationen braucht man den Verstand nicht, also wird dieser ausgeschaltet. In einer natürlichen Umwelt, dass heißt abseits der Zivilisation, sind diese Verhaltensmuster extrem nützlich. In einem sozialen Raum dagegen, wo wir auf besagten Verstand angewiesen sind, wirken sie kontraproduktiv. Der Körper steht in gewisser Hinsicht dem Geist im Wege und behindert damit eine „zivilisationsgerechte", vernünftige Lösung des Konflikts.

Wie kommt man aus dieser Falle heraus? Wie behält man in psychisch aufreibenden Situationen einen klaren Kopf? Nun, indem man besagte Grundhärte entwickelt. Man lässt sich gar nicht erst „aus der Ruhe" bringen. Wie macht man das? Lernen kann man einen Reflex nicht, trainieren aber wohl. Härte wird durch Abhärtung „gelernt."

Das heißt jetzt freilich nicht, dass Sie ihr Kind jeden Tag eine Stunde lang anschreien sollen, bis es irgendwann völlig abgestumpft ist. Abstumpfung, Verrohung ist eben nicht Resistenz, sondern die schlichte Unfähigkeit zu empfinden. Das ist so, als würden sie ein Körperteil abtöten, nur um in ihm keinen Schmerz mehr empfinden zu müssen. Abhärtung bedeutet vorsichtige Gewöhnung an einen Zustand erhöhter Beanspruchung. Auch das kann unser Körper ganz phantastisch. Wenn wir jeden Tag joggen gehen, werden wir fitter und nach einer Weile fällt uns das tägliche Pensum leichter. Lernen wir Autofahren, müssen wir zu Beginn noch jede Handlung einzeln überdenken. Nach ein paar Wochen oder Monaten geht alles ganz automatisch. Es ist uns „in Fleisch und Blut" übergegangen.

Ein Kind lernt jene gewisse Grundhärte durch Konflikte, die es mit anderen oder mit sich selbst austrägt. Es lernt soviel es selbst nötig hat, soviel es kann, soviel es braucht. Manche Menschen sind „härter" als andere, manche sensibler. Das ist völlig in Ordnung. Lassen Sie Ihr Kind sich selbst regulieren, soweit es geht. Das Beste, was man als Eltern machen kann, ist einfach nicht zur Unzeit in Stresssituationen einzugreifen. Wenn sich beispielsweise die Geschwister streiten, lassen Sie sie streiten. Man ist zwar geneigt einzugreifen, weil das Geschrei der eigenen Kinder einem selbst natürlich Stress verursacht (außer man ist schon daran gewöhnt), aber diesen Reflex sollten Sie ein gutes Stück weit kontrollieren. Unser Großer wurde eine ganze Weile von seinem jüngeren Bruder tyrannisiert. Der Kleine benimmt sich recht grobschlächtig, während der Große eher sensibel ist. Nun, irgendwann hat der Kleine herausgefunden, dass er den Großen herumkommandieren und ausschimpfen kann und dass dieser dann wütend wird bis die Tränen kommen. Was soll man als Mutter da machen? Gar nichts. Auch wenn es schwer fällt, ist Zurückhaltung hier das Beste. Irgendwann fing der Große an, schutzsuchend zu mir zu kommen. Er wollte, dass ich seinen jüngeren Bruder diszipliniere, weil er ihm ein Spielzeug weggenommen hatte. Ich wusste nicht so recht, ob und vor allem wie ich eingreifen sollte. Mein Mann hat dann die Sache auf eine Weise bereinigt, die nur Männern einfallen kann. Er sagte sinngemäß: „Du bist größer und stärker als Dein Bruder. Wenn Du Deine Sachen nicht beschützen kannst, ist das Dein Problem. Hilf Dir selbst." Nun, nach noch ein paar solcher Zwischenfälle, begann er tatsächlich verbalen und körperlichen Widerstand zu leisten – gerade soviel, wie nötig war, seinen Spielgefährten in die Schranken zu verweisen und nie mehr. Es war interessant zu beobachten, wie maßvoll der Große mit seiner plötzlich gefundenen Überlegenheit umging... meistens. Gab es Vorfälle, wo er seine Macht missbrauchte, wo er den Spieß umdrehte... Ach, ja...

Auch wenn keine Geschwister anwesend sind, die die Erziehung ein Stück weit mit übernehmen können, so wird doch Ihr Kind irgendwann mit anderen in Kontakt treten. Wenn Sie homeschoolen geschieht das im

Sportverein, auf dem Spielplatz oder einfach in der Nachbarschaft. Achten Sie beim Umgang mit fremden Kindern darauf, dass Ihr Sprössling sich anständig benimmt. Was anderer Leute Kinder tun, ist nicht Ihre Sache. Sie sollten hier praktisch nie eingreifen, außer wenn Sie von sehr konkreten Lebens- und Gesundheitsgefahren wissen. Es gibt wenig, was unangenehmer und peinlicher für das Kind ist, als wenn die eigenen Eltern sich bei anderen Eltern über das Verhalten der Spielkameraden beschweren. Dieses „oberlehrerhafte" Getue ist praktisch immer unangebracht. Wenn Ihr Kind mit einem Kameraden nicht mehr zurecht kommt, dann wird es mit diesem einfach nicht mehr umgehen. Alles Weitere machen die Kleinen unter sich aus, auch wenn das für uns Außenstehende manchmal recht bizarr aussehen mag. Mutproben, Streiche, Prügeleien... All das trägt zur Charakterbildung bei, darum, wie gesagt, ist Geschehenlassen meist besser als Eingreifen.

Wir haben bisher von der äußeren psychischen Abhärtung gesprochen. Das Ziel ist hier, eine gewisse Stressresistenz aufzubauen. Das Außen soll nicht über das Maß in unser Innen hinein wirken. Das komplementäre Gegenstück zur Stressresistenz ist die Frustrationstoleranz. Diese scheint mir fast noch wichtiger, weil sie den Lebensvollzug sehr unmittelbar und nachhaltig beeinflusst. Es ist möglich, wenn auch nicht immer ratsam, viele äußere Stressfaktoren auszuschalten, bzw. dem angemessenen Umgang mit ihnen zu erlernen. Uns selbst können wir dagegen nie loswerden. Wenn wir uns selbst unentwegt ein Bein stellen, werden wir notwendig straucheln. Also sollten wir lernen, uns selbst freundlich gesonnen zu sein. Das heißt aber vor allem, dass wir in der Lage sind und unsere Kinder in die Lage versetzen, gegen den inneren Schweinehund, der uns veranlassen will, z.B. aufzugeben, nachzugeben, wegzulaufen usf., vorzugehen. Eine hohe Frustrationstoleranz erlaubt es, praktisch jedes Ziel im Leben anzugehen und den eigenen Möglichkeiten entsprechend auch zu realisieren. Positiv gewendet impliziert eine hohe

Frustrationstoleranz Disziplin, Ausdauer, Willenskraft usf., Eigenschaften, die alle erfolgreiche Menschen haben, weil sie Menschen zum Erfolg verhelfen.

Ich sagte es bereits: Jeder Mensch kann es in fast jedem Bereich selbst ohne das geringste Talent allein durch Ausdauer und Disziplin bis zum guten Mittelmaß bringen. Gelingt es Ihnen, Ihrem Kind ein hohes Maß an Frustrationstoleranz mit auf den Lebensweg zu gehen, öffnen Sie ihm damit praktisch alle Türen der Welt. Jeder hat das Zeug in sich Arzt zu werden oder Ingenieur oder Maler oder was immer er werden möchte. Ich sage nicht, dass er dann der beste Arzt oder der brillanteste Ingenieur wird – dort hinein spielen freilich noch andere Faktoren, von denen sich viele unserem Einfluss entziehen. Aber bis zu besagtem gutem Mittelmaß kann man es mit Fleiß und Ausdauer bringen, das ist meist genug, um seinen Lebensunterhalt damit zu bestreiten und in diesem Bereich gewiss auch einige Erfolge zu erreichen.

Wie können wir als Eltern helfen, die Frustrationstoleranz unserer Kinder zu steigern? Wie bei der Stressresistenz ist Gewöhnung, Abhärtung das beste Mittel. Eine normale Entwicklung wird eine ausreichend hohe Frustrationstoleranz fast automatisch mit sich bringen. Etwa, wenn Kinder das Laufen lernen oder wenn Sie später mit Bauklötzen babylonische Türme aufschichten wollen, die freilich beständig einstürzen, üben sie ganz nebenbei ein, mit persönlichen Misserfolgen umzugehen. Darüber hinaus geben Gedulds- und Kombinationsspiele gute pädagogische Werkzeuge ab. Auch Gesellschaftsspiele wie das berühmt-berüchtigte „Mensch ärgere dich nicht" erlauben dem Kind in einer sicheren Atmosphäre, Niederlagen zu erleiden und zu verarbeiten. Kinder sind mehr oder weniger schlechte Verlierer, weil sie ehrgeizig sind. Unser Großer steckt Niederlagen einigermaßen gut weg, der Zweite erleidet regelmäßig fast einen Nervenzusammenbruch. Natürlich wollen Kinder gewinnen und tun alles, um einen Sieg zu erreichen. Sie sind gewissermaßen auf Erfolg programmiert. Wären Sie es nicht, würden Sie weder Laufen noch Sprechen lernen. Gerade das Laufen ist nicht selten mit schmerzhaftem Hinfallen verbunden. Man muss schon recht dickköpfig und am Hinterteil gut gepolstert sein, um es vom Vier- zum Zweibeiner zu bringen.

Wenn Sie mit Ihren Kindern spielen, lassen Sie sich nicht (immer) gewinnen. Es hilft, wenn Sie ihnen eine andere Sichtweise auf das Spiel vermitteln. Wenn sie begreifen, dass es beim Spiel nicht um den Sieg, sondern um das gute Spielen geht, hilft es den Kleinen, ihre Misserfolge sowohl psychisch als auch intellektuell auf produktive Weise zu verarbeiten. Nennen Sie eine Spielrunde Übungslauf und ermutigen Sie Ihren Zögling, immer Neues auszuprobieren und die Ergebnisse, ob gut oder schlecht, planvoll zu betrachten und zu studieren. Versuchen Sie, ihm nahezubringen, dass Verlieren kein Scheitern impliziert, sondern die Möglichkeit, sich zu verbessern. Erzählen Sie von großen Menschen, die etliche Mühen und Niederlagen überwinden mussten, um zum Ziel zu gelangen. Motivieren Sie, bauen Sie auf, aber schenken Sie nichts.

Was die körperliche Abhärtung anbelangt… In den klassischen lateinischen Texten des Altertums heißt es oft von bedeutenden Persönlichkeiten, dass sie in ihrer Jugend viel trainiert hätten und gewohnt seien, große Anstrengungen, Hitze, Kälte und Hunger klaglos auszuhalten. Wir würden heute sagen, diese Personen waren abgehärtet. Die Vorteile einer körperlichen Abhärtung liegen auf der Hand. Eine gute Konstitution verringert die Wahrscheinlichkeit zu erkranken und verbessert im Krankheitsfalle die Chancen einer schnellen und vollständigen Genesung. Kinder werden notwendig irgendwann krank. Das gehört dazu. Selbst unsere sterile und super-sanitäre Umwelt hat es noch nicht vermocht, basale Krankheiten wie Grippe oder Erkältung in den Griff zu bekommen – vielleicht wird es ihr nie gelingen. Unsere Aufgabe als Eltern ist es, für die Gesundheit unserer Kinder zu sorgen, bis sie das selbst übernehmen können. Die beste Sorge ist hier die Vorsorge.

Der Fokus der Gesundheitsvorsorge hat sich heute eindeutig in Richtung medizinischer Eingriffe in die natürlichen körperlichen Prozesse verschoben. Dabei wird vor allem auf äußere und innere Prävention gesetzt. Äußere Prävention geschieht etwa durch die vielen Hygienestandards, die unsere Wohnungen, unser Essen, uns selber usf. sauber und darin gesundheitlich unbedenklich halten sollen. Die innere Prävention geschieht durch die Vorbereitung des Körpers auf die Krankheit mittels Impfung. Bei einer Impfung wird der Körper mit abgetöteten Erregern in Berührung gebracht, um eine Immunreaktion zu verursachen. Diese Reaktion wird vom Körper „erinnert." Treten die gleichen Erreger nochmals auf, ist die Immunabwehr bereits vorbereitet und eine Erkrankung kann verhindert, zumindest aber ihr Verlauf stark abgeschwächt werden.

Trotz ihres präventiven Charakters sind beide Maßnahmen für sich genommen noch keineswegs ausreichend. Sie bilden eine letzte Verteidigungsbarriere vor der unmittelbaren Erkrankung. Eine gute körperliche Konstitution – etwas, worauf man früher größten Wert gelegt hat – geht indes noch einen Schritt weiter. Sie hat nicht die Vermeidung von Krankheit, sondern ein hohes Maß an Gesundheit im Sinn.

Vielleicht erinnern Sie sich selbst noch an die „kalte Dusche" – ich erinnere mich mit Schrecken daran. Das Abspritzen des Körpers mit kaltem Wasser sollte abhärtend wirken. Nun, abgesehen von gewissen gesundheitlichen Vorteilen, die das kalte Duschen wirklich mit sich bringt, glaube ich, dass dieses Mittel für Kinder eher eine Folter als eine Wohltat darstellt. Wie bei allen Erziehungsmaßnahmen ist auf das richtige Maß zu achten.

Das beste Mittel zur körperlichen Ertüchtigung und Abhärtung ist *das Spielen im Freien* bei jeder Jahreszeit und jedem Wetter. Hier ist auf angemessene Bekleidung zu achten. Schicken Sie Ihr Kind nicht in kurzer Hose in einen Schneesturm – auch solche Späße hat man zu anderen Zeiten gemacht, wobei mancher Zögling auf der Strecke blieb. Schauen Sie darauf, dass Ihr Kind im Regen nicht völlig durchnässt wird und trocken Sie es nach dem Hereinkommen ordentlich ab. Ein krankes Kind gehört ins Bett und nicht auf den Spielplatz.

Eine weitere Maßnahme haben wir schon besprochen: Es ist das *Schlafen in einem kühlen Zimmer bei geöffnetem Fenster*.

Im Krankheitsfall sollten Sie dem Rat guter Ärzte folgen und bei strikter und achtsamer Beobachtung des Verlaufs, dem Kindeskörper die Möglichkeit geben, sich selbst wieder in Ordnung zu bringen. Seien Sie sehr sparsam und zurückhaltend mit der Eingabe von Medikamenten. Betrachten Sie sie als wirksame Gifte – was sie ja der Definition nach auch sind. Würden Sie Ihrem Kind freiwillig und ohne Not Gift verabreichen? Gewiss nicht. Helfen Sie sich zuerst mit Hausmitteln. Gerade bei Kindern, deren Körper noch unverdorben und deren Metabolismus weit sensibler ist, wirken diese Mittel meist hervorragend. Den Husten löst Zwiebelsaft mit Honig ebenso gut wie der Hustensaft aus der Apotheke. Die übermäßige Eingabe von Medikamenten führt ihrerseits zu einer Abstumpfung gegen deren Wirksamkeit und zur Abhärtung der Krankheitserreger – man muss sich nur ansehen, was der inflationäre Einsatz von Antibiotika angerichtet hat. Nochmal: Wenn Ihr Kind krank ist, sorgen Sie dafür, dass es wieder gesund wird. Im Zweifel schalten Sie immer einen Arzt ein, der Sie berät und im Notfall rechtzeitig eingreifen kann. Verlassen Sie sich niemals uneingeschränkt auf sogenannte alternative Medizin. Während bewährte Hausmittel nachweislich wirksam sind – wenn meist auch schwächer als ihre pharmazeutischen Gegenparte –, ist die Wirksamkeit von Schüßler-Salzen und homöopathischen Arzneien durchaus umstritten.

Verwenden Sie bei Kindern niemals ohne Not und vorangehende ärztliche Konsultation Schmerzmittel. Äußere Verletzungen können gekühlt werden und auch das Durchleben eines Schmerzereignisses trägt zur Abhärtung bei. Ist der Schmerz aber zu schlimm, sollte er gelindert werden.

Übertreiben Sie nicht mit der Kleidung. Diese sollte, wie gesagt, der Witterung entsprechend angemessen sein. Trotzdem ist es völlig in Ordnung, wenn man im Winter ein klein wenig friert und im Sommer ein klein wenig schwitzt – auch das bildet eine körperliche Toleranz gegen Umwelteinflüsse aus. Gerade in den USA ist die allgegenwärtige Klimaanlage ein großes Problem, aber auch in Deutschland ist sie praktisch schon in jedem Neuwagen präsent. Benutzen Sie sie nicht leichtfertig, wenn Kinder mit an Bord sind. Wenn Sie natürlich in der prallen Sommersonne im Stau stehen, sieht die Sache anders aus.

Gesunde Sensibilität

Dieser Punkt scheint dem vorangegangenen auf den ersten Blick zu widersprechen. Doch das täuscht. Wir haben es wie so oft mit zwei Seiten der gleichen Medaille zu tun, zwei unterschiedliche, doch aufeinander bezogene Aspekte der selben Sache, die in unserem Fall der Mensch, genauer: seine Seele, sein Charakter ist.

Eine natürliche und unvoreingenommene Offenheit für alles Schöne, Edle und Wahre in der Welt ist keine Selbstverständlichkeit. Tatsächlich scheint der zivilisierte Mensch hier in einer fast schizophrenen Falle festzustecken. Denn einerseits gilt Schönheit, z.B. Design als hoher Wert: Autos, Häuser, Kleidung, Möbel aber auch Dinge des Alltags, wie die Kaffeemaschine, Besteck, Geschirr usf. werden auch oder vor allem im Hinblick auf ihre Ästhetik konstruiert und konsumiert. Etwas Schönes, dem Auge Angenehmes, verkauft sich im Zweifel besser. Andererseits umgeben wir uns freiwillig oder aufgrund einer gewissen Gleichgültigkeit mit hässlichen Dingen. Die Apotheose der Hässlichkeit ist der Industriebezirk, wobei die meisten urbanen Wohnviertel dem nicht viel nachstehen. Brechen wir diese Schizophrenie auf das Individuum herunter, bemerken wir die gleiche paradoxe Situation. Bei allem Drang zur Schönheit gelingt es vielen Zeitgenossen einfach nicht, sich z.B. ansprechend einzurichten oder nur anständig zu kleiden. Dabei fehlt es oft nicht einmal am Geld oder am Willen. Es fehlt der Geschmack, das Auge und im Letzten die eben genannte Sensibilität für Maß und Ordnung – denn genau das ist Schönheit: Maß und Ordnung.

Noch problematischer wird es jedoch, wenn ein Mangel an Sensibilität zu Problemen mit den Mitmenschen führt. Das muss wiederum nicht unbedingt heißen, dass man egozentrisch ist, und sich einfach nicht für andere interessiert. Vielmehr meint es die Unfähigkeit zur Empathie, zum Mitfühlen, ein Mangel an Perspektive. Die goldene Regel, man solle dem andern tun, wie man möchte, dass an einem selbst getan wird, impliziert die Fähigkeit, den andern in seinem Anderssein zu verstehen. Man muss Fühler für Gefühle haben. Es gibt Menschen, die können Stimmungen förmlich riechen. Instinktiv wissen sie, was in ihrem Gegenüber vorgeht. Wieder andere Menschen sind sogar hypersensibel und sehr empfindlich – jenen mangelt o.g. Grundhärte. Und wieder andere sind wie grobe Klötze. Sie können oder wollen den eigenen Erfahrungs- und Erlebnishorizont schlicht nicht verlassen und benehmen sich daher oft (unfreiwillig) wie der sprichwörtliche Elefant im (seelischen) Porzellanladen.

Sensibilität ist ein gutes Stück weit Veranlagung. Dennoch gibt es Möglichkeiten auch diese wichtige Eigenschaft zumindest zu fördern.

Neben dem Reden über die eigenen Gefühle, dem Erfragen der Stimmung beim Abendritual oder wann immer Sie sonst in vertrauter Weise mit Ihrem Kind reden, hat mir geholfen, fiktive Szenarien zu besprechen. Zum Beispiel kann man nach Hänsel und Gretel darüber sprechen, wie die Kinder sich wohl alleine im Wald gefühlt haben. Oder wie es war, als sie das erste Mal den Weg nach Hause zurück gefunden hatten, wie die Eltern, die sie aussetzten, sich wohl verhalten haben, welche Beweggründe die Stiefmutter antrieben usf. Man muss nicht bei Emotionen haltmachen. Man kann über die Atmosphäre im Haus der Hexe sprechen, über das Äußere dieses Gebäudes usf. Man kann fragen, warum das eine Musikstück gefällt, das andere nicht, warum das Kind dieses Spielzeug mag und jenes nicht. Es geht hier nicht um die Ergebnisse oder Informationen, sondern um ein Anstoßen innerer Reflexion über Wahrnehmungen. Leichter ausgedrückt: Thematisieren Sie nicht nur das Was, sondern immer auch Wie, Woher, Wozu und

Wohin. Sensibilität ist ein *Gefühl* für die Wirklichkeit hinter der Wirklichkeit, die Ahnung von der Funktion in in der Zahlenreihe, von der Harmonie in einer Melodie usf.

Seelenbildung, Ethos

„Du bist, was Du isst" – diese scheinbare Allerweltsweisheit geht tiefer und ist treffender, als es den Anschein hat. Nahrung ist das maßgebende Mittel, unsere Gesundheit positiv oder auch negativ zu beeinflussen. Wer viel und schlecht ist, wird auf kurz oder lang körperliche Probleme bekommen, während gute und maßvolle Mahlzeiten das Wohlbefinden steigern. Was für das Essen gilt, gilt praktisch auch für alles andere, mit dem wir uns freiwillig oder unfreiwillig umgeben und beschäftigen. Aber im Gegensatz zum Essen, achtet kaum jemand auf die Literatur, die er konsumiert, auf die Filme, die er ansieht, auf die Musik, der er zuhört, ja selbst die Kleidung, die man auf der Haut trägt, und die eine unübersehbare Botschaft über das eigene Selbstverständnis in die Welt hinaus sendet, scheint vielen unserer Mitmenschen vollkommen gleichgültig zu sein. Warum das so ist, kann erklärt werden: man ist es halt so gewohnt, man ist entsprechend geprägt worden – das Elternhaus ist schuld, der Gesellschaft, die Sozialisation usf.

Umfeld und Umgang beeinflussen das Kind wie seine Ernährung, seine Erziehung, seine spezifische Ausbildung, wie, um es kurz zu sagen, die gesamten Umstände seines Heranreifens. Wir als Eltern können und sollen in diesen Prozess behutsam eingreifen. Was die „Seelenbildung" anbelangt, so sollten wir dafür sorgen, dass unsere Kinder in einer ansprechenden Atmosphäre aufwachsen. Das heißt nicht, dass es piekfein und exquisit zugehen muss. Wichtiger als die Form ist der Inhalt, wichtiger als das Äußere ist die Innerlichkeit. Sie können ihren Fünfjährigen natürlich in die Oper schleifen, aber das wird ihn nicht notwendig zu einem kulturbegeisterten Zeitgenossen formen. Sie können Ihrem Kind Mathetricks beibringen, doch ob er dadurch ein Einstein wird, ist zweifelhaft. Ein Kind ist keine Maschine, in die man etwas hineinsteckt, um etwas Bestimmtes herauszubekommen.

Wir wollen unserem Nachwuchs Türen öffnen – hindurchgehen muss er selbst, nach seinem Willen, seiner Veranlagung und seinen Fähigkeiten.

Schöne Dinge machen eine Seele schön. Klassische Musik kann man beim Spielen im Hintergrund laufen lassen. Manche Stücke kann man wunderbar in Geschichten umwandeln, andere sind richtiggehend für Kinder geschrieben worden, wie etwa Peter und der Wolf. Klassische Musik kann Traumreisen begleiten, kann Tänze führen und was nicht alles. Verbinden Sie Schönes mit Schönem, um es Ihrem Kind in seinem späteren Leben leicht zu machen, es für sich *wiederzuentdecken*, es lieben zu lernen und sich dafür zu entscheiden. Über Gedichte haben wir schon gesprochen. Die vielfältige phantastische Kinder-und Jugendliteratur haben wir indes noch außen vorgelassen. Der Hobbit ist ein Buch, dass geradezu danach schreit, vorgelesen zu werden. Ebenso Ronja Räubertochter. Die verrückten Geschichten von Lindgrens Lotta haben schon Dutzendfach für Gelächter gesorgt und der dubiose Long John Silver treibt noch immer kleinen Piraten Schauer über den Rücken.

Geschichten, die Ihre Kinder in der Kindheit hören, werden sie ihr Leben lang nicht mehr verlassen. Darum ist hier die Wahl einer entsprechend nahrhaften Speise ein Gebot der Achtsamkeit. Lindgren, Stevenson, Kipling, Vernes, Twain, Tolkien und wie sie alle heißen, schrieben nicht einfach nur spannende und ansprechende Bücher, sondern sie erschufen literarische Wirklichkeiten, die westliche Grundwerte wie Ehrbarkeit, (Wage-) Mut, Loyalität, Disziplin, Freundschaft, Abenteuerlust usf. transportieren. Diese Bücher prägen den Charakter. „Maxi lernt Kaka machen" oder die Vamps von der Monster-High prägen freilich auch. Bedenken Sie, dass Ihr Kind noch nicht gute von weniger guten Büchern unterscheiden kann – es isst, was ihm von Ihnen vorgesetzt wird, Gemüse oder

Fertigpizza.

Am Ende dieses Buches habe ich eine Liste mit empfehlenswerten Büchern nebst Altersempfehlung aufgeführt. Erschrecken Sie nicht, wenn Ihr Kind beim ersten Mal nicht alles versteht: Fordern Sie seinen Verstand ruhig heraus, aber übertreiben Sie es eben auch nicht. Ein Teenager kann durchaus Tolstoi oder Homer lesen (in illo termini war es üblich Schulkinder mit 10-12 Jahren die Ilias übersetzen und skandieren zu lassen), ein Kleinkind wird bei diesen Texten *grundsätzliche* Verständnisschwierigkeiten haben.

Musikalische Bildung

Musizieren ist schön. Wenn es im Kreis der Familie geschieht, ist es noch schöner. Es ist aber auch nützlich. Es trainiert die Stimme, wenn man singt – eine schöne Stimme, wohl temperiert und mit feiner Aussprache, ist ein großer Vorteil im späteren Leben, ein Vorteil, der oft unterschätzt wird. Das Musizieren mit einem Instrument schult die Finger-Auge-Hirn-Motorik. Das Erlernen eines Instruments erzieht zu Geduld und Disziplin. Man meint, Soldaten wären diszipliniert, aber Balletttänzer und Meistermusikanten übertreffen den kriegerischen Berufsstand in dieser Hinsicht bei Weitem. Wichtiger als all die genannten Punkte ist jedoch, dass die aktive Beschäftigung mit Musik den Sinn für Harmonie, für Ordnung, für das rechte Maß positiv beeinflusst.

Sie sollten daher Ihrem Kind den Zugang zur Musik nicht verstellen, noch Andere damit beauftragen, die womöglich nicht genügend Zeit haben oder über schlicht nicht das ausreichende Wissen verfügen. Mein Musikunterricht in der Schule war quasi nicht-existent. Über das Notenlesenlernen und einige technische Begriffe wie Terz, Oktave, Dur und Moll usf. sind wir kaum hinausgekommen. Was hilft es aber, die Sprache der Musik lesen zu können und einige Termini zu kennen, wenn man sie nicht spricht, weil man nie gelernt hat, sie zu empfinden, zu genießen und selbst sich in dieser Sprache auszudrücken?

Wenn *möglich* und *angemessen*, umgeben Sie Ihr Kind mit guter Musik und lassen Sie es ein oder mehrere Instrumente erlernen – die Stimmen zähle ich dazu. „Wenn möglich" bedeutet, wenn Sie über die notwendigen Ressourcen verfügen. Instrumente sind teuer, wenn es auch einen großen und gut bestückten Gebrauchtmarkt gibt. Teuer ist auch der Unterricht, wobei Einsteigerklassen noch recht bezahlbar sind. Klassen für Fortgeschrittene sind entsprechend kostspieliger, doch der Einzelunterricht kann je nach Qualifikation des Lehrers richtig ins Geld gehen. „Angemessen" bedeutet, dass Ihr Kind auch wirklich ein Instrument erlernen will. Besagter Gebrauchtmarkt für Instrumente besteht zu einem großen Teil aus Inventar, das man wohlmeinend angeschafft und dann gerade drei- bis viermal benutzt hat. Sie sollten mit Ihrem Kind sehr genau die Folgen des Musikunterrichts besprechen. Sie investieren viel Geld und Zeit (und Nerven) und erwarten dafür zu Recht, dass Ihr kleiner Mozart sich zumindest bemüht und sein kleines Spinett nicht nach zwei Tagen links liegen lässt. Wenn Ihr Kind keinen echten Willen hat, sich aktiv mit Musik zu beschäftigen, dann zwingen sie es nicht dazu. Gute Musik braucht ohnehin zwei Bestandteile, um zu funktionieren: einen kompetenten Musiker und einen kompetenten Zuhörer. Für die letztgenannte Position ist jeder Mensch affin.

Von sogenannten Einsteigerinstrumenten wie der Blockflöte (die meines Erachtens sehr komplex ist) und dem Glockenspiel (das meines Erachtens ein wenig zu simplizistisch ist) rate ich ab. Kinder wählen Instrumente nicht nach deren Prestige oder deren Schwierigkeit, sondern primär nach deren Klang. Wenn ein Trompeter in Ihrem Nachwuchs schlummert, hat es wenig Sinn ihn im Glockenspiel zu unterrichten, damit er erst einmal „die Noten richtig lernt". Als Sie Ihren Autoführerschein gemacht haben, wollten Sie ja nicht vorab erst mal Rollerfahren lernen, um ein Gefühl für das Lenken zu bekommen, oder? Besser ist es, das gewünschte Instrument zur Probe auszuleihen (viele Musikhandlungen bieten Instrumentenverleih zu reellen Konditionen an) und dann eine vernünftige und angemessene Entscheidung zu treffen. Wenn Sie eine musikalische Familie sind, ist das gut, wenn nicht, ist das auch gut.

Malerei/Zeichnen

Meines Erachtens ist Malerei die höchste der Künste. Aber das mag auch ein Stück weit daran liegen, dass ich selbst nicht sehr talentiert bin. Ich beneide Menschen, die kompetent zu zeichnen und malen vermögen.

Sie sollten Ihr Kind unbedingt mit Malerei konfrontieren. Dass ist besonders leicht, weil praktisch alle Kinder Maler sind. Sobald sie einen Stift über ein Stück Papier führen können, gibt es kein Halten mehr. Malerei und Zeichnen haben eine ganz wundervolle Wirkung auf das reifende Kind. Während beim Schreiben eine Idee zu Papier gebracht werden kann, wird beim Malen ein inneres Bild auf ein äußeres Medium übertragen. Dies in gekonnter Weise zu tun, ist weit schwieriger als das Schreiben, operiert jenes doch mit einem festen Zeichensatz, den Buchstaben. Malend und zeichnend kann dagegen *alles* dargestellt werden. Ein Bild sagt mehr als tausend Worte. Malen trainiert räumliches Vorstellungsvermögen, Abstraktion von Gegenständen, Vorder- und Hintergründe, Fluchtpunkte usf. Das Kind lernt räumliche Konzepte, denen interessanterweise meist mathematische (geometrische) Prinzipien zugrunde liegen. Man kann an dieser Stelle durchaus von einer räumlichen Intelligenz sprechen. Dazu kommen weitere offensichtliche Vorteile wie Achtsamkeit, Geduld, Frustrationstoleranz, Disziplin, Kreativität usf.

Am Anfang steht freilich das Gekritzel, dem folgen die obligatorischen Strichmännchen und Sonnen und Häuser und Autos usf. Lassen Sie in dieser frühen Phase Ihr Kind die Möglichkeiten von Papier und Stift entdecken. Es wird mit Farben und Formen experimentieren. Wenn die Strichmännchen anfangen und einigermaßen detailliert (mit Augen, Fingern Haaren usf.) ausgeführt werden, können Sie mit dem Zeichenunterricht beginnen. Es gibt hier viele Ratgeber und Arbeitsbücher, die sehr kindgerecht geschrieben sind und grundlegende Techniken vermitteln. Suchen Sie aus, was Ihnen und vor allem Ihrem Kind gefällt. Sie sehen bald, wie viel Talent vorhanden ist und wie groß das Interesse Ihres Zöglings an der Weiterentwicklung seiner zeichnerischen Fähigkeiten ist. Talent ist nicht die Hauptsache, wenn nur ein starker Wille da ist. Offensichtliches Talent zu fördern, wo dieser Wille fehlt, hat wenig Sinn und ist nur eine Quälerei. Wie die Musik muss man das Malen lieben.

Das Zeichnen ist die erste Stufe, Malerei zu erlernen. Danach kommt die Arbeit mit Pinsel und Farbe. Letzteres bedarf eines größeren Geschicks, vor allem einer sehr guten Feinmotorik. Viele Kinder fangen mit Wasserfarben an. Hier kann man ganz toll mischen und das große Wunder bestaunen, das Gelb und Blau Grün ergibt. Der Weg geht dann weiter zu Aquarell-, und danach zu Acryl- und Ölfarben. Letztere sind teuer und der Umgang mit ihnen bedarf einer fortgeschrittenen Kompetenz. Bis zur Aquarellphase kann man Malerei mit einigen Büchern ziemlich gut zuhause unterrichten. Die hohe Schule der Ölmalerei sollte man bei einem Meisters seines Faches lernen. Solche Menschen sind recht rar geworden. Selbst an den Universitäten dominieren abstrakte Künste, Photographie, Video, digitale Kunst usf. „Richtig" malen, d.h. naturalistische Darstellungen, können selbst viele der Professoren nicht mehr, bzw. sie haben es selbst nie gelernt.

Taschengeld

Bedingungsloses Grundeinkommen in Form von Taschengeld gibt es bei uns nicht. Aber Arbeit gibt es bei uns in Mengen und fleißige Hände erhalten am Ende des Tages ihren gerechten Lohn. Mit dem Geld umzugehen, lernen die Kleinen von selbst, wobei manche Träne bei Fehlkauf oder Geldknappheit fließen wird.

Bilderbücher, Kinderbücher, welche Bücher?

Es gibt eine Unmenge an sogenannter Kinderliteratur. Das Meiste davon ist meines Erachtens unbrauchbar. Es gehört nicht ins Bücherregal von Kindern. Allerdings gibt es einige Bücher, die mit der Kindheit genauso verbunden werden sollten wie das Kuscheltier.

Die hier aufgeführten Bücher sind eine subjektive Auswahl und möchten als solche verstanden werden. Es gibt andere. Die hier aufgelisteten Bücher sind mir bekannt, ich habe sie ge- und vorgelesen.

Die Altersangaben, die ich hier gebe, weichen teilweise von denen ab, die der Verlag gibt. Ich habe unseren Kindern die Bücher ab dem Alter vorgelesen, welches hier angegeben ist und damit sehr gute Erfahrungen gemacht. Ronja beispielsweise war bei meinem Ältesten zwischen 4 und 6 Jahren sehr beliebt. Ich habe es zweimal vorgelesen. Mittlerweile jedoch möchte er es nicht mehr. Nicht nur, dass er es ja schon kennt, er findet es „nicht mehr spannend". Nach der Altersangabe des Verlages aber wäre er jetzt erst im richtigen Alter.

Wenn Sie Ihren Kindern von Anfang an – ab dem ersten Tag der Geburt – vorlesen, und das regelmäßig tun, sind die Kinder geschult, was Sprache, Inhalt und Thematik angeht. Sie werden sehen, dass sie Bücher, die für ein späteres Alter empfohlen sind, auch schon viel früher verstanden und geliebt werden. Probieren Sie es aus.

Lesen Sie die originalen Texte. Keine Zusammenfassungen, Kürzungen oder Umdichtungen. Das gilt vor allem bei den Märchensammlungen. Viele Märchen sind „weich" umgeformt worden, um die „Grausamkeit" herauszunehmen. Das ist so, als wenn Sie einen Kuchen ohne Zucker backen.

Scheuen Sie sich nicht, scheinbar grausame oder traurige Geschichten vorzulesen oder zu erzählen. Erstens spiegeln sie meist sehr kindgerecht das Leben wider, zweitens lieben Kinder solche Geschichten - wahrscheinlich gerade deswegen, weil sie ihnen so nahe gehen. Es regt sie zum Nachdenken an, räumt ihre Gefühle auf und erklärt für sie die Welt, so wie sie sie sehen. Freilich ist das ein anderer Zugang, als der von uns Erwachsenen.

Leseliste

Einige der hier aufgeführten Bücher sind nur noch antiquarisch zu erhalten. Halten Sie einfach Augen und Ohren auf, Sie werden dann schon fündig. Diese Liste ist eine individuelle Auswahl von Klassikern und weniger bekannten Werken, sie soll vor allem inspirieren!

- Kate Banks: Augen zu, kleiner Tiger. Moritz Verlag. Mit Bildern von Georg Hallensleben
(Bilderbuch aus dickem Karton, welches sich von Anfang an zum Vorlesen eignet. Für Kinder ab 0 Jahren).

- Il Sung Na: Schhh...Das Buch vom Schlaf. Aufbau Verlag.
(Dieses Buch habe ich von Anfang an am Abend, vor dem Schlafen gehen gelesen. Erzählt zuerst und die Bilder gezeigt. Es eignet sich meines Erachtens sehr gut als Einstiegsbuch. Für Kinder ab 0 Jahren).

Eric Carle: Die kleine Raupe Nimmersatt. Gerstenberg Verlag
(Von Eric Carle gibt es einige sehr schön gestaltete Bücher, schon für die ganz Kleinen. Schauen Sie einfach, was Ihnen zusagt. Für Kinder ab 1 Jahr)

- Theodor Fontane: Herr von Ribbeck auf Ribbeck im Havelland. Atlantis Verlag. Mit Holzschnitten von Nonny Hogrogian
(Für Kinder ab 2 Jahren. Eines jener Gedichte, bei denen sich das Auswendiglernen lohnt.)

- Sándor Petöfi: An Laci Arany. Corvina Verlag
(Es handelt sich hier um ein Gedicht, welches

bereits Kindern ab 2 Jahren vorgetragen werden kann.

Das Buch ist etwas größer als gewöhnlich, wodurch die Bebilderung mehr zur Geltung kommen kann. Die Reime sind sehr rhythmisch, so dass der Text auch gesungen werden könnte. Unsere Kinder konnten dieses Gedicht sehr früh und lieben das Buch sehr.)

- Mischka, der Bär. Mit Bildern von Ingeburg Meyer-Rey. Kinderbuchverlag Berlin
(Es handelt sich hier um eine Märchenerzählung, die Kinder sehr mögen. Für Kinder ab 3 Jahren.)

- Johann Wolfgang von Goethe: Der Zauberlehrling. Ars edition. Mit Bildern von Karin Schliehe
(Für Kinder ab 3 Jahren – oder auch früher – mit netten Bildern. Auswendiglernen empfohlen.)

- Nadine Brun-Cosme / Olivier Tallec: Großer Wolf und kleiner Wolf: Das Glück, das nicht vom Baum fallen wollte Gerstenberg Verlag.
(Bilderbuch für Kinder ab 3 Jahren. Sehr schön gemacht.)

- Brüder Grimm: Kinder- und Hausmärchen. Reclam Verlag
(Märchen wie Hänsel und Gretel, Der Wolf und die sieben Geißlein, Schneewittchen, können Sie schon Kindern ab 3 Jahren vorlesen.)

- Hans Christian Andersen: Sämtliche Märchen. Winkler Verlag
(Es handelt sich hier um Kunstmärchen, also Dichtermärchen. Die Andersenmärchen zeichnen sich vor allem durch ihre Melancholie und Ästhetik aus. Märchen wie Der standhafte Zinnsoldat, Der Tannenbaum. Für Kinder ab 4 Jahren)

- Leo Tolstoi: Ein großer Tag für Vater Martin. Brunnen Verlag. Mit Bildern von Mig Holder
(Tolstoi ist immer lesenswert. Es gibt hier einige Kinderbücher. Bsp: „Der Befehl des Oberteufels", „Die

drei Bären", „Wovon die Menschen leben" u.a.. Allerdings sind die Texte meist gekürzt oder überarbeitet. Wir haben es so gemacht, dass wir die Bilder gezeigt haben, als Text aber den ungekürzten Text aus einer anderen Ausgabe vorgelesen haben. Für Kinder ab 4 Jahren)

- Samuil Marschak: Das Katzenhaus. Kinderbuchverlag Berlin
(Es handelt sich hierbei um ein Bilderbuch in Versen, welches als Stück aufgebaut ist. Ein, wie ich finde, viel zu unbekanntes Kinderbuch, was ich wirklich nur empfehlen kann. Unsere Kinder lieben es. Gelächter garantiert. Für Kinder ab 4 Jahren)

- Otto Ernst: Nils Randers. Kindermann Verlag Berlin. Mit Bildern von Tobias Krejtschi
(Gedicht für Kinder ab 4 Jahren)

- Astrid Lindgren:
- Tomte Tummetott. Oetinger Verlag. Mit Bildern von Harald Wiberg
(Bilderbuch für Kinder ab 2 Jahren)
- Tomte und der Fuchs. Oetinger Verlag. Mit Bildern von Harlad Wiberg
(Bilderbuch für Kinder ab 2 Jahren)
- Guck mal, Madita, es schneit. Oetinger Verlag
(Mit Bildern von Ilon Wikland. Bilderbuch für Kinder ab 3 Jahren)
- Rupp Rüpel, das grausige Gespenst aus Smaland. Oetinger Verlag
(Mit Bildern von Ilon Wikland. Bilderbuch für Kinder ab 4 Jahren)
- Im Land der Dämmerung. Oetinger Verlag. Mit Bildern von Marit Törnqvist
(Bilderbuch für Kinder ab 4 Jahren)
- Die Kinder aus der Krachmacherstraße. Oetinger Verlag
(Für Kinder ab 3 Jahren)
- Lotta zieht um. Oetinger Verlag
(Für Kinder ab 3 Jahren)

- Klingt meine Linde. Oetinger Verlag
(Für Kinder ab 4 Jahren)
- Pelle zieht aus und andere Weihnachtsgeschichten.
Oetinger Verlag
(Für Kinder ab 4 Jahren)
- Ronja Räubertochter. Oetinger Verlag
(Für Kinder ab 4 Jahren)
- Madita. Oetinger Verlag
(Für Kinder ab 4 Jahren)
- Immer dieser Michel. Oetinger Verlag
(Für Kinder ab 4 Jahren)
- Pippi. Oetinger Verlag
(Für Kinder ab 4 Jahren)
- Die Brüder Löwenherz. Oetinger Verlag
(Für Kinder ab 5 Jahren)
- Mio, mein Mio. Oetinger Verlag
(Für Kinder ab 5 Jahren)
(Von Astrid Lindgren ist alles zu empfehlen. Auch
die Bücher, die hier nicht aufgelistet sind. Schauen Sie,
was Ihrem Kind wann am besten gefällt.)

- Elsa Beskow:
- Pelles neue Kleider. Urachhaus Verlag
(Bilderbuch für Kinder ab 3 Jahren)
- Das neugierige Fischlein. Urachhaus Verlag
(Bilderbuch für Kinder ab 4 Jahren)
- Olles Reise zu König Winter. Urachhaus Verlag
(Bilderbuch für Kinder ab 4 Jahren)

Janosch:
- Ach, so schön ist Panama. Alle Tiger und Bär –
Geschichten. Beltz & Gelberg Verlag
(Für Kinder ab 2 Jahren)
- Traumstunde für Siebenschläfer. Beltz & Gelberg
Verlag
(Für Kinder ab 3 Jahren)
- Die Fiedelgrille und der Maulwurf / Der alte
Mann und der Bär. Sonderausgabe Diogenes Verlag
(Für Kinder ab 3 Jahren)

Otfried Preußler:

- Alles vom Räuber Hotzenplotz. Lizenzausgabe
Bertelsmann
(Für Kinder ab 4 Jahren)
- Das kleine Gespenst. Thienemann Verlag
(Für Kinder ab 3 Jahren)
- Der kleine Wassermann. Thienemann Verlag
(Für Kinder ab 3 Jahren)
- Die kleine Hexe. Thienemann Verlag
(Für Kinder ab 3 Jahren)

Michael Ende:
- Tranquilla Trampeltreu. Thienemann Verlag. Mit
Bildern von Manfred Schlüter.
(Bilderbuch für Kinder ab 3 Jahren)
- Jim Knopf und Lukas der Lokomotivführer.
Thienemann Verlag
(Für Kinder ab 4 Jahren)
- Jim Knopf und die wilde 13. Thienemann Verlag
(Für Kinder ab 4 Jahren)
- Der satanarchäolügenialkohöllische
Wunschpunsch. Thienemann Verlag
(Sehr schön gestaltetes Buch, welches gut über die
Feiertage zwischen Weihnachten und Silvester
vorgelesen werden kann. Für Kinder ab 4 Jahren)
- Momo. Thienemann Verlag
(Für Kinder ab 6 Jahren)
- Die unendliche Geschichte. Thienemann Verlag
(Für Kinder ab 6 Jahren)

- E.T.A. Hoffmann: Nußknacker und Mausekönig.
Sauerländer Verlag
(mit Bildern von Roberto Innocenti. Nußknacker
und Mausekönig kann Kindern ab 5 Jahren vorgelesen
werden. Wenn die Kinder die Geschichten kennen,
können Sie auch die passenden Musikstücke dazu
nehmen. Vor allem um Weihnachten herum ist
Nußknacker und Mausekönig sowohl als Märchen als
auch als Vertonung ein schönes Erlebnis)

- Antoni Pogorelski: Das schwarze Huhn. Raduga
Verlag

(Es handelt sich hier um eine Märchenerzählung, die in sehr schöner Sprache erzählt wird. Für Kinder ab 5 Jahren)

- A.N. Afanasjew: Russische Volksmärchen. Winkler Verlag.
(Für Kinder ab 5 Jahren. Einige der Märchen eignen sich auch schon für kleinere Kinder. Einfach mal reinlesen. Eine wirklich schöne Sammlung.)

→ → →

Lesetipps

→ → →

Überleben!: Krisenvorbereitung und -bewältigung in Theorie und Praxis

Krisenvorbereitung und -bewältigung in
Theorie und Praxis

von **Roland Steinle**

ISBN: 978-3-7431-9683-4
192 Seiten

**Preis: Taschenbuch 11,90€ oder als E-Book:
7,99€**

Zum Inhalt:

Dieses praxisorientierte Buch bietet eine umfassende und verständliche Anleitung zur Krisenvorbereitung und -bewältigung. Vom frühzeitigen Erkennen echter Krisen über die Pflege eines krisenresistenten Lebensstils bis hin zu konkreten Aspekten wie Tauschmittel, Waffen, Evakuierung und Vorratsmanagement werden alle relevanten Themen angesprochen.

Das zentrale Moment der Krise ist ihre Wirkung auf die individuelle Lebenswirklichkeit. Dementsprechend muss die erfolgreiche Krisenvorbereitung auf der körperlichen und psychischen Ebene ansetzen und mit konkreten Maßnahmen und Verhaltensweisen im Hinblick auf spezifische Krisenformen wie Naturkatastrophen oder politische und soziale Umwälzungen enden. Weiterhin muss ein Gespür für verborgene-echte und offene-falsche Krisen entwickelt werden.

Aussteigen – Light!

Ein familientauglicher Ratgeber wie man mit wenig Geld komfortabel lebt

von **Andreas N. Graf**

ISBN: 978-3-7386-5305-2
188 Seiten

Preis: Taschenbuch 11,90€ oder als E-Book: 3,99€

Zum Inhalt:

Gut leben mit sehr wenig Geld? Geht das? Klar doch!
Es ist möglich und gar nicht mal so schwer, wenn man weiß, wie.
Dieses Büchlein zeigt anhand der alltäglichen Lebenspraxis einer vierköpfigen Familie, wie man es machen kann.
Ein witziger Ratgeber für alle, die sanft aussteigen wollen!
Ein Buch für
...Faulpelze und Philosophen.
...für Menschen, die weniger arbeiten und mehr spielen wollen.
...für Ungeduldige, die ihren Ruhestand nicht erwarten können.
...für Querdenker, die sich nicht unterordnen wollen.
...für Leute, die nicht viel vom Geldverdienen halten.

...für jeden, der mit wenig, sehr wenig Knete, gut leben möchte.

Gebrauchte Häuser kaufen und für (fast) lau herrichten

Ein Ratgeber für erfolgreichen Immobilienerwerb und – renovierung mit kleinem Geldbeutel

von **Andreas N. Graf**

ISBN: 978-3-7392-1890-8
171 Seiten

Preis: Taschenbuch 11,90€ oder als E-Book: 4,99€

Zum Inhalt:

Viele Menschen träumen vom eigenen Heim. Aber vier Wände und ein Dach darauf genügen den meisten verständlicherweise nicht. Es soll ein hergerichtetes Häuslein in guter Stadt(-rand)-lage sein - und das am besten zum unschlagbaren Schnäppchenpreis. Diese irrealen Träumereien wird auch dieses Buch nicht wahr machen können – das will es auch gar nicht. Was es will, ist, zu zeigen, wie man mit extrem schmalen Budget zu einem passenden Haus in vernünftiger Lage kommen und wie man dieses wohnlich und komfortabel machen kann. Der Trick ist, sich von konventionellen Denk- und Handlungsmustern abzuwenden und neue, d.h. alte, traditionelle Wege zu beschreiten. Die wichtigsten Begleiter dabei sind ein gesunder Menschenverstand, Bescheidenheit und der Mut, sich seines eigenen Verstandes zu bedienen. Vom Finden eines (wirklich) geeigneten Objekts bis zu Fragen des Heizens und Lüftens werden etliche zentrale Fragen rund um das Kaufen und Instandsetzen einer gebrauchten Immobilie behandelt.